死に方改革

「死」に備えることで豊かに生きられる

川嶋 朗

PLUS新書

もくじ

第4章　死に方を決めよう ……… 161

序章

死に方を決めるのは、生き方を決めること

新型コロナウイルスが教える「予防」の重要性

２０２０年（令和２年）という年は、ＣＯＶＩＤ－19（新型コロナウイルス感染症）という新しい病によって世界中が振り回された１年として記憶されることになりそうです。２０２０年８月現在も、この新しい感染症への決定的な対策はまだ見つかっていません。各国の政府や国際機関、医療機関、民間企業などに関わる人々がさまざまな対策を講じ、日々変化する状況にそれぞれ対応し続けているというのが現状です。

アメリカやブラジルなど多くの重症者や死者が出ている国がある一方で、わたしたちの暮らす日本は現在までのところ重症化の急増は抑えられているようです。まだまだ未解明な部分の多い新しいウイルスですから、あくまでも現時点でのわたしの意見ですが、日本においては、ワクチンや治療薬などができなくても自身の免疫力でウイルスを抑え込めるという期待も出てきたのではないでしょうか。

また「医者には頼れない」という危機意識が高まったことで、感染拡大もある程度は抑えられている、とわたしは考えています。のちほど詳しく解説しますが、国民皆保険制度のある日本では、通常多くの人が「病気になったら病院に行けばいい」という医者頼みの感覚で暮らしています。ところが、今回の事態においては、病院に行っても治療法がなく、また病院に行くとそこで感染してしまうのではないかという懸念もあって「よほどのことがなければ病院には行くべきではない」という意識が広く共有されることになりました。その結果、「自分で自分の健康を守ろう」というセルフケアによる予防意識が高まり、現在程度の感染拡大に留まっているともいえるでしょう。

予防の重要性は、２０１９年～２０２０年にかけてのインフルエンザ感染者と死亡者数が大幅に減少したと見られることからも明らかです。２０２０年の日本では大半の人が外出時にマスクを着用しています。その結果、新型コロナウイルスだけでなく、期せずして、インフルエンザウイルス感染症の予防にも成功したのです。

みなさんご存知のように代表的な季節性インフルエンザには、ワクチンと治療薬がすでに存在しています。しかし、それでも昨年（２０１９年）、一昨年（２０１８年）は

1月～2月の2カ月間に2000人あまりの方がこの病気で命を落としました。

しかし、感染予防意識が高まったことで、その数は大きく減ったのです。

つまり、ワクチンや治療薬に頼るよりも、わたしたち自身が日ごろから積極的に予防をするほうが、病気に対する効果は大きいのです。


今、世界中の人々がCOVID-19に対抗できるワクチンと治療薬を待ち望んでいます。


たしかに現在の混乱を終息させるためには、治療法の確立は必要でしょう。しかし、そうなったときに、わたしたちはまた「ワクチンや治療薬があるから、いざとなったら病院に行けばいい」と、予防そっちのけで、医者頼みの生活に戻ってしまうのでしょうか。その場合、治療法が確立してからのほうが感染が広がり、死者も多くなるかもしれません。

医療に「おんぶにだっこ」の姿勢は安心かもしれません。

しかし、安全とはいえないのです。

わたしたちは自分の身体に責任を持ち、いずれ訪れる死に対しても、それと同様に責任を持つ必要があるのです。

今回の新型コロナ騒動は、そのことを改めて考えるきっかけになるかもしれません。

平均寿命と健康寿命を延ばした先にある「死」というゴール

命は、かけがえのないものです。

わたしたち日本人が命とどう向き合っているかを考えるにあたり、まず寿命について考えてみましょう。

我が国は世界有数の長寿国として知られています。

世界保健機関（WHO）が発表した「世界保健統計2019」によると、2016年の世界の平均寿命（0歳の平均余命）は男性69・8歳、女性74・2歳。これに対して厚生労働省が発表した同じ年の日本の平均寿命は男性80・98歳、女性87・14歳ですから、長寿国のイメージはいまなお健在だといえます。

脂肪分の少ない和食文化が長寿の一因ともいわれていますが、日本人が昔からずっと長生きだったわけではありません。戦前まで、日本人の平均寿命は男女ともに50歳程度でした。当時は乳幼児の死亡率が高かったことや、衛生環境が未整備だったこと、さらには結核のように治療法の確立していない伝染病もたくさんあったことなどが、その理由です。ですから、現在の長寿をもたらした最大の要因は、医療の進歩だといえるでしょう。


では、長くなった人生を、わたしたちはどう過ごしているのでしょうか。

それを知る手がかりの1つが健康寿命です。WHOによって提唱された新しい健康指標で、簡単にいえば、一生のうち介護などの助けを必要とせずに、健康で、自立した日常生活を支障なく送れる期間のことです。かなりよく知られるようになったので、ご存知の方も多いでしょう。

日本は健康寿命においても、世界トップレベルの長寿国です。国民生活基礎調査で「健康上の問題で日常生活に影響がない」と答えた人の割合や年齢別の人口などから算出するのですが、厚生労働省によれば２０１６年は男性72・14歳、女性74・79歳という調査結果になりました。

平均寿命と比較すると、男性は８・84年、女性は12・35年の差があります。つまり、晩年のこの期間は何らかの病気や認知症、寝たきりなど、医療や介護のサポートなしでは生きられない期間だといえます。日本では、平均寿命の延びに比べて、健康寿命の延びが小さく、この不健康な期間がどんどん長くなることが懸念されているのです。

「寝たきりで10年間生きたい」と願う人はいないでしょう。そうならないためには、健康寿命を延ばす必要があります。しかし、それは医療の役目ではありません。平均寿命は医療の進歩だけでも延びますが、健康寿命を延ばす主役は医療ではないからです。高齢者が寝たきりになる原因の大半はその人のライフスタイルにあります。運動不足や喫煙、食生活など、長年の生活習慣を改善することが、重篤な病気やケガを予防し、健康寿命を延ばすことにつながります。わたしが長年提唱してきた、身体温め、冷え取りといったセルフケアもこの健康寿命を延ばす方法の1つです。

しかし、それだけでは十分ではありません。

なぜなら、わたしたちは「ただ長く生きたい」わけではないからです。本当の目的は「満足できる幸せな人生を送る」ことではないでしょうか。

そのために考えていただきたいのは「死」についてです。どれだけセルフケアを徹底し、健康寿命を長くしても、いずれ死は訪れます。人間である以上、死という人生の終焉を避けることは決してできません。

死は人生のゴールです。

寿命と健康寿命をただ延ばそうとするのは、ゴールを先送りにすることと同じです。ただそれだけを考えて、自分の死に方についてまったく考えないのは、ゴールから目を背けるようなものだといえます。ゴールを無視して、自分の人生を満足に走り続けることができるでしょうか。

自分の死について考えておくことは、自分らしい人生を生きるために欠かせないことなのです。

「死」を覚悟できなくなった日本人

若く、健康な状態のとき、人は「死」を遠くにあるように感じています。現代人はとりわけ日常生活から死を遠ざけていますから、考えることも避けがちです。

自分自身の死はもちろんのこと、家族、親しい人の死も、現実に起こりうることとして考えるのは難しいと感じる方は多いのではないでしょうか。そうした態度を取り続けていると、実際の死に直面したとき、ひどく慌てたり、取り乱したり、落ち込んでしまうことになります。「そんなの当たり前で、仕方のないことだ」と思われるかもしれませんが、昔の日本人はそうではありませんでした。

京都大学のカール・ベッカー教授（京都大学学際融合教育研究推進センター政策のた

めの科学ユニット特任教授）は宗教学者として、日本人の死のあり方について長年研究を続けていらっしゃるこの分野の第一人者です。アメリカ生まれのベッカーさんが日本に興味を抱いたのは、ハワイ在住の日系人の死の受け入れ方に感銘を受けたことがきっかけでした。

１９７０年代初め、ハワイ大学で学ぶ学生だったベッカーさんは、ある日系人の死に触れたそうです。自分が終末期にあることを知ったその方は、落ち着いた様子で伝えたいことのある人を呼び集め、全員にメッセージを伝えます。そして、大勢に看取られながら眠るように息を引き取りました。米国で生まれ育ったベッカーさんはその姿に、欧米の価値観とは異なる、潔く死を受け入れる覚悟を感じ、大きく心を揺さぶられたといいます。そうして、日本人の死生観（生きることと死ぬことについての考え方）を研究するために日本に来たのです。ベッカーさんが１９９７年に実施した「日本人の死の理想像」調査を次ページに掲載しましたので参照してみてください。

しかし、ベッカーさんが訪れたのは高度経済成長期の日本でした。この時期、日本人の死生観は大きく変化しています。学生だったベッカーさんの目に「どれだけ潔く生き

カール・ベッカー教授による「日本人の死の理想像」調査（1997年）

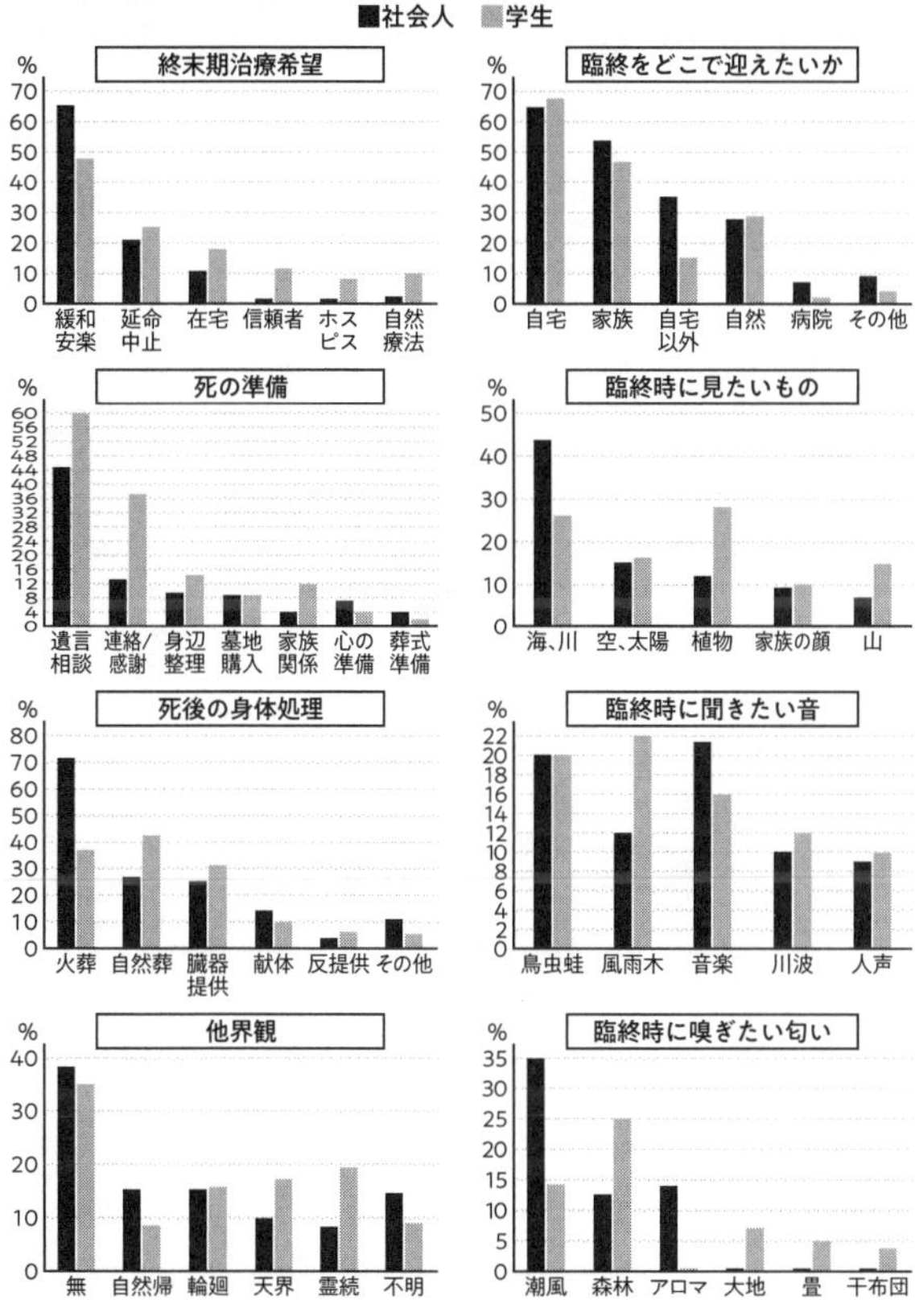

〈注〉1997年に360人の日本人に回答を依頼。学生82名と社会人226名から回答を受け取った。両サンプルの約70%が男性、約30%が女性であった。その回答をキーワードで分析し、もっとも人気が高い6つのカテゴリーに分類。それぞれのパーセンテージによってグラフ化したもの。カール・ベッカー編著『生と死のケアを考える』（法藏館）収録のグラフの一部を参照して作成。

るか」を重視していると映った日本人は、このころから「どれだけ長く生きるか」を重視するようになっていったようです。
これは病院で死を迎える人が急速に増えた時期とも重なっています。かつての日本では、ほとんどの人が自宅で最期を迎えていましたが、今では1割程度に過ぎません。現在では、およそ8割の方が病院で亡くなっています。そうした要素も重なり、昔の日本人の多くが持っていた死への覚悟もいつしか失われてしまったようです。「アンチエイジング」「長生き」「長寿」のキーワードを冠した商品やサービスが世の中にあふれていることからもそれは明らかでしょう。

潔い死よりも長生きを目指すようになった日本において、医療の質は世界トップレベルにあるといわれています。健康状態についてもかなり良好な状態だと評価されており、その結果が世界屈指の平均寿命の長さです。ではなぜ、健康寿命が延び悩んでいるのでしょう。それは、日本人の健康への意識が高いとはいえないからです。

経済協力開発機構（ＯＥＣＤ）が発表している２０１９年版の「医療・健康に関するデータ」（Health at a Glance 2019）によると、当時の加盟国36カ国中、日本は平均寿命で1位、医療サービスの不備による死亡率はトップレベルの低さ、慢性疾患に新たにかかる人の割合も平均以下で、日本人はおおむね健康だということがわかります。

しかし、問題はもう1つの項目です。シンプルに「自分の健康をどう思いますか？」という質問に対して「とても良い」「良い」と答えた割合が35・5％で、全体平均の68・1％に比べて大幅に低くなっています。これは35カ国中34位で、「悪い」「とても悪い」と答えた人も14・1％で6番目に多いのです。

健康なはずなのに自分では健康だと思っていない、というこの不思議な結果は、何を意味しているのでしょうか。日本人特有の謙虚さも影響しているかもしれません。しかし、臨床の現場に携わる医者として、わたしは、それだけではないと考えます。わたしたち日本人は、健康というものへの意識がかなり低いのではないでしょうか。これが医者としての偽らざる実感です。

健康をつくる3大要素は、休養、栄養、運動です。2015年1月のOECDによる調査では「十分な睡眠をとっていますか」「健康的な食生活をしていますか」「定期的な運動をしていますか」という質問に対して、加盟国23カ国中、日本は睡眠ワースト3位、食事はワースト1位、運動もワースト1位でした。

自分を健康だと思っていないのなら、健康増進や維持のために何かしなくてはいけないはずです。しかし、この結果は「健康だとは思っていないが、とくに何もしていない」という状態を意味しています。

もちろん「わたしは休養、栄養、運動、すべての健康に気を配って暮らしている」という方もいると思います。しかし、その一方で、病気になるまではほったらかしで、「いざとなったら医者になんとかしてもらえばいい」という方も決して少なくないのが現実ではないでしょうか。

このような医者頼みの姿勢は、個人のライフスタイルの問題だけでなく、医療費増大の一因にもなっています。もし、この状態が今後も変わらなければ、医療が進化し、介護サービスが充実するほど平均寿命ばかりが延び、介護や医療頼みの時間は長くなり、さらに医療費を増大させることになる可能性が高いのです。

死から目を背けるのは、未来の子どもたちに負担を押しつけること

医療費問題といっても「それは政治の問題だろう」とあまり関心のない方もいらっしゃるかもしれません。しかし、この問題はこの国に暮らす誰にとっても他人事ではありません。

日本の国民医療費（病気やケガに対する治療〈保険診療〉で支払われた医療費の総額）は平成元年（１９８９年）に約20兆円でしたが、その後はほぼ毎年「過去最高」を更新し、現在では年間42兆円を超えています。この金額は減る気配がありません。

もちろん国は対策をいくつも講じています。

代表的なものの１つが、みなさんご存知のメタボ健診（特定健康診査）です。検査に

よって生活習慣病になるリスクの高い人を早期に発見し、生活指導などを通じて、重篤な状態にならないようにしようとするものです。一言でいえば、国民の健康寿命を延ばすことで、医療費を削減する効果を狙った政策です。しかし、現実はそうなっていません。メタボ健診導入後も、医療費は上がり続けています。むしろこの健診によって、血圧、血糖値、脂質検査の値の高い人を常に病院にかからせる結果になってしまいました。肝心の生活指導も、残念ながらなかなか守っていただけないケースが少なくありません。

重篤な生活習慣病は、慢性的な医療や介護のサポートが必要です。人工透析治療もその1つで、今、日本では30万人以上の人たちが定期的な透析治療を受けています。この治療には年間およそ500万円かかりますが、患者のほとんどが障害者1級と認定されますから、居住する自治体によって多少異なりますが、自己負担はほぼありません。概算すれば42兆円の医療費のうち、1兆5000億円がこの治療に費やされている計算です。こうした慢性疾患（慢性的な病気）を抱える高齢者は、介護が必要な期間も長くなりがちですから、今後、医療費だけでなく、介護報酬などの社会保障負担も大きくなることが予想されています。

こうした問題に対し、サッチャー政権下のイギリスでは「原則的に65歳以上の高齢者におこなう人工透析には健康保険を適用しない」という方針を打ち出しました。また、アメリカで国民皆保険制度がなかなか導入されない理由の1つには「どうして自分の生活習慣を守れなかった人の医療費を、健康を維持する努力をしてきた我々が払わなくていけないんだ」という反対意見が根強いといいます。こうした事例を見ると、国民全員でこうした医療費の大半を負担している日本は、非常に優しい国だといえるでしょう。これは非常に良いことのように思われるかもしれません。しかし、医療は天の恵みではありません。多くのコストがかかるものです。わたしたちは、この制度に甘えすぎてはいないでしょうか。

病院にかかるとき、日本でお金の心配をすることはめったにありません。それは国民皆保険制度によって、一般的な診療のほとんどが自己負担3割で済むからです。でも「3割払えばいい」のは「7割を自分以外の他の人たちにも出してもらっている」からです。

そのことを意識すれば「この症状は病院にかかるほどのものだろうか」と考えることができます。しかし、現実にはそうしたことを考えず、簡単に病院に行ってしまう人が大勢いらっしゃいます。

あるとき、母親に連れられた7歳の女の子がわたしの診察室に来ました。

小学校で「頭が痛い」と訴えたので、保健室で体温を測ったところ37度3分だったといいます。COVID-19が流行するずっと前のことですが、それでも学校から親に連絡が行き「念のため、病院に連れていってください」といわれたそうです。

本人に問診すると「もう頭は痛くない」といいます。ノドにも痛みはなく、咳も鼻水もありません。体温は36度8分でした。あえていうならノドが少し赤かったので「風邪だと思いますよ」とお母さんに伝え、こう聞きました。

「どうしますか?」

「え?」

そのお母さんはおそらく、「この薬を飲んでください」という処方箋と指導があると思っていたのでしょう。でも、わたしはそういうことはしません。

「いわゆる風邪薬に風邪を治す効果がないのはご存知ですか？」

「知っています。症状を抑えるだけですよね」

その方は、医者が処方する風邪薬が対症療法にしか効かないことをご存知でした。しかし、それでもわたしの言葉がうまく飲み込めないようです。

「診察の結果、頭痛、ノドの痛みはなく、咳も鼻水もないので、症状はありません。だから『どうしますか』とうかがったんです」

すると、そのお母さんは黙ってしまいました。わたしは「症状のない状態でも対症療法の薬を出して欲しい」と希望しますか、といいたかったのですが、伝わらないようです。このときは仕方なく、選択肢を出しました。

「このままご帰宅なさるか、症状のないお嬢さんに症状を抑える薬を処方してもらってあとで飲ませるか、どちらになさいますか？」

「帰ります」ということで、2人で帰っていかれました。東京都では児童の医療費は、健康保険自己負担分も自治体が支払うのでは支払いはありません。

もしかしたら、わたしの対応は少々意地悪だと感じる方もいらっしゃるかもしれません。

しかし、考えてみていただきたいのです。ここで余計なことをいわず、一般的な風邪薬を処方するのが本当に良い医者なのでしょうか。

このお母さんは、ほとんど症状のないお子さんを「学校の先生にいわれたから」という理由で病院に連れてきて、実際に症状がないことを医者から説明されても、対症療法の薬を出してくれるのを待っていたといえます。病院はさまざまな病原体のいる、ある意味で感染リスクの高い場所です。そうする必要は本当にあったのでしょうか。

実際に口に出すことはありませんでしたが、本当は「ご自分の責任で、娘さんを病院に連れていくべきだったのか、薬が必要なのかを考えてください。教師や医者にすべての責任を押しつけて、医療費をつかってしまうのはあまりにも無責任ではないですか」といいたいのを抑えていたのです。

このように自分で考えることなく「とりあえず」感覚で病院に行く方が多ければ、今後も医療費は増加し続けることでしょう。

医者の「念のため」は責任回避のエクスキューズ

日本の医療費を増大させているもう1つの要因は医者の責任回避です。そのわかりやすい例が「念のため」という言葉の増加です。

「よくある頭痛のようですが、念のためにMRIも撮りましょう」

「ただの風邪だと思いますが、念のために抗生物質も出しておきますね」

病院に行ったとき、医者にこんなふうにいわれたことはないでしょうか。もしあるとしたら要注意です。

なぜ、医者は「念のため」に検査をしたり、薬を処方するのでしょう。

お金儲けのためも少しはあるかもしれませんが、理由はそれだけではありません。もっと大きな動機があります。それは責任回避のエクスキューズ（言い訳）です。

たとえば軽い頭痛に対して、ＭＲＩ（Magnetic Resonance Imaging ＝磁気共鳴画像診断装置）検査がおこなわれることがあります。医者が診て、脳血管障害や脳腫瘍の疑いのない、単なる頭痛であれば、通常、ＭＲＩは必要ありません。もちろん症状が軽くても、見えない病気が隠れている可能性はゼロではありませんが、本来ＭＲＩ検査は「その可能性が高い」と医者が診断したときや、患者さんがとくに希望する場合に、おこなわれるものです。しかし、あとになって、その患者さんに脳血管障害や脳腫瘍が見つかり、以前の見落としが疑われてはかないません。そうした事態が起きたときに備え、「自分が診たときには異常は認められませんでした。ＭＲＩでも確認しています」とエクスキューズをするために、こうした検査をおこなうことが増えています。そうすることで、自分に責任が負わされるのを回避するのです。

ただの風邪に抗生物質を処方するのも、構図は同じです。

風邪のほとんどはウイルスによるものと考えられています。抗生物質はウイルスではなく、細菌を死滅させる薬ですから、効果がないのは明らかです。それなのに抗生物質を処方するのは、患者さんを診る力のない医者の「細菌による感染症だったら訴えられかねない」という臆病風によるものだといえます。彼らが怖れるのは、抗生物質を処方しなかった患者さんが、じつは風邪ではなく肺炎であることがわかり、命に関わるような事態になるケースです。そうなれば「なぜ肺炎に気づかなかったのか」と診断ミスを追及されるかもしれませんし、賠償の可能性もありえます。それだけは避けたいというのが動機になるのです。これも、医者が責任を回避するためのエクスキューズだといえるでしょう。

こうした医者は「たぶん風邪でしょうね」と口頭で説明しつつ、その一方で「念のために」と抗生物質を処方できるような診断を下しています。

しかし、風邪の原因のほとんどを占めるウイルスに抗生物質は当然効きませんから、風邪は治りません。それどころか抗生物質によって腸内細菌のバランスが崩れ、下痢を引き起こしたり、免疫機能に悪影響が出ることもあります。つまり、処方された薬で、かえって風邪が治りにくくなってしまう可能性もあるのです。しかし、抗生物質を誤って処方して下痢がしばらく続いても、風邪はそのうち治ります。下痢で訴えられることはまずありません。

抗生物質の多用は薬剤耐性菌（抗生物質の効かない細菌）を生み出すことにもつながりますから、医師会も「風邪に安易に抗生物質を処方するのはやめるべき」と再三警告を発しています。それにもかかわらず、今も多くの医者が処方し続けているのは、みなさんご存知の通りです。自分の診断に自信のない医者ほど、こうしたエクスキューズをしてしまうといえるでしょう。

「念のため」医者と「お任せ医療」患者という関係からの脱却

問題は、このような医者たちがおこなう過剰な検査や間違った薬剤投与にも、多額の医療費が注ぎ込まれているという事実です。

年間42兆円の医療費に対し、日本の税収入は約60兆円に過ぎません。医療に加え、介護や保健衛生、年金、生活保護、そして救急車の出動費といった社会保障費は約35兆円。医療費と社会保障費だけで税収をオーバーしてしまうのですから、必然的に赤字国債頼みになります。平成元年、国債発行残高は約２５０兆円でした。しかし今年、令和２年３月末時点では８９７兆円に達しており、新型コロナショックも加わっていよいよ１０００兆円を突破しようとしています。

家庭のお金に置き換えれば、60万円もらえるうちの40万円が医療費に消えている状態と同じです。介護などの社会保障費を払うと収入はすべて消えてしまうので、その他の衣食住をまかなうために、新規に国債を発行している。国債は政府がする借金ですから、長期間にわたって利子と一緒に返済しなくてはいけません。いわば、子ども名義のクレジットカードのようなものです。そんなカードを「なんでも買える」とつかいまくって、残高から目を背けているようなものだといえます。常識的な家庭なら、こんなに恐ろしいことはしません。しかし、国単位ではなぜかできてしまうのです。

日本の医療システムは、一見優しいようですが、未来の子どもに対してはとても冷たい仕組みだといえるでしょう。

ご存知のように、日本には国民健康保険という制度があります。医療費を安く感じるのは、実際にかかったお金の7割（後期高齢者は9割、中学生以下の子どもは多くの自治体の助成で10割）を、自分も保険料を払っているにせよ他人のお金をつかって支払っているからに他なりません。医療費は決して安いものではなく、7割以上を他の人や未来の子どもへの借金で払っているのです。

しかし、こうした事実がある一方で、健康に気を配ることなく日々を過ごし、「病気になったら医者に行けばいい」という「お任せ医療」感覚で生きている人は少なくありません。もしこの状態が今後も続けば、医療費はさらに膨らみ続け、赤字国債（子どもたちへの借金）もさらに増大することは避けられないでしょう。

経済発展と財政再建は背中合わせの関係ですから、行政サイドとしては他の支出を節約するしかありません。家計で考えれば明らかなように、いちばん節約する余地があるのは本来、医療費のはずです。現在、国はそのための施策を次々と打ち出していますが、もっとも効果があるのは、制度の側ではなく、わたしたちひとりひとりが「病気にならないようにしよう」という健康寿命を考える意識と、「この程度で病院に行ってもいいのだろうか」と考える意識を持つことです。先にも少し触れましたが、新型コロナウイルスが流行し始めた2020年初頭、日本では他の多くの感染症にかかる人が例年より少なくなりました。このことからも、わたしたちが自分で自分の身体をケアすることの重要性がわかるでしょう。わたしたちが意識を変えれば、この状況は変えられるのです。

では、なぜ今まではそうすることができなかったのでしょう。

わたしは、その最大の原因は、人間の依存心にあると考えています。

健康に気を配ることなく、深く考えずに病院に行き、医者のいうままに薬や治療を受けるというお任せ医療は、まさに現在の医療システムへの依存そのものです。

これは「命の丸投げ」だと、わたしは思います。

命は誰にとってもかけがえのないものです。その大切なものを他人任せにするのは、自分の人生に対して失礼ではないでしょうか。わたしたち全員が、自分の命と健康にきちんと責任を持つことができれば、こうした問題の多くが解決し、未来の子どもたちにツケを払わせることもなくなるはずだとわたしは考えます。

死と向き合うことは、その第一歩なのです。

お任せ医療を失うことで起こった「夕張の奇跡」

命の丸投げは、医療の現場にも確実に影響を与えています。

考えてみてください。医者の前にいるのは、自分の健康に向き合うことなく、ただ「治してください」「死にたくないです」と訴える患者さんです。医療はこうした方々にどう対処するべきでしょう。

お任せ医療とは、大切な命の責任を自分ではない他人に押しつけることです。その結果、先ほど解説したように「念のため」というエクスキューズを求める医者が増えてしまいました。もちろん医療の専門家としてのベストは尽くしているはずです。しかし、後述するように、病気は医療の力だけで治るものではありません。押しつけられた命への責任を軽くするために、できるだけリスクの小さい選択をしがちになるのです。

たとえば、医者が治療方針を患者さんに押しつけることがあります。その理由はいつも同じで、その治療が病院にとって、もっともリスクの小さい選択だからです。お任せ医療の現場において、医者は、患者さんの希望を聞いてＱＯＬを高めることよりも、期待された効果が出なかったときのリスクを最小化することを重視するようになってしまうのです。

こうした不幸な関係が生み出したのが「たとえ寝たきりになっても、１日でも長生きさせればいい」という延命治療だと、わたしは考えています。また、法外な金額でリスクばかりが高い、間違った非通常医療を選択してしまうのも、自分の病気を知ろうとせず、他人に任せる姿勢が招く弊害です。

何度も繰り返しているように、この状況を変えるのは命に対する意識の変化です。

それが実現した具体例を1つ紹介しましょう。

2017年7月に放映されたNHKスペシャル『AIに聞いてみた どうすんのよ⁉ ニッポン』という番組を覚えていらっしゃるでしょうか。AIに膨大なデータを与えて分析させ、導き出された提言を検証するというもので、その提言の1つに「健康になりたければ病院を減らせ」というものがありました。当時、大きな議論を呼んだのでご記憶の方もおられるかもしれません。「AIは因果関係と相関関係を区別できないから完璧ではない」と懐疑する声もありましたが、この提言が現実となっている実例が紹介されています。北海道夕張市です。

2007年に財政破綻した夕張市では、公的サービスが大幅に削られました。赤字だった医療もその例外ではなく、市内で唯一の総合病院だった夕張市立総合病院は171床の病床（ベッド）を19床まで縮小し、夕張市立診療所になります。人工透析治療はできなくなり、CTやMRIといった医療機器もありません。救急病院も廃止され、救急車は市外の病院まで平均1時間以上かけて搬送しなくてはならない状態になりました。
このような医療体制の大幅な縮小は、今の日本の常識では「マイナスなこと」と捉えられます。市民も不安やストレスを感じたことでしょう。

しかし現実に起きたのは、大方の予想とはまるで逆の出来事でした。「医療崩壊」と呼ばれかねないほど医療サービスが縮小された夕張市でしたが、死亡率（標準化死亡比＝人口や年齢などの違いを排除して計算される指標）はその後もほぼ横ばいで、健康寿命や平均寿命も変化しなかったのです。それどころか、死因に占めるがんや肺炎の割合が低下し、老衰が増えたことがデータで明らかになっています。老衰の多くは自宅または特別養護老人ホームで亡くなっているため、19床しかない病床も余っているとのことでした。そして、全国的にずっと膨らみ続けている高齢者1人あたりの年間医療費が、夕張市では少しですが減っていることも報告されたのです。

どうしてこんな驚くような結果になったのでしょう。

詳しくは2009年から2013年までの4年間、夕張市立診療所に勤務した医師、森田洋之先生の著書『破綻からの奇蹟〜いま夕張市民から学ぶこと』（南日本ヘルスリサーチラボ）に譲りますが、この奇跡は、市民のみなさんが「自分の健康は自分で守らなくてはいけない」という強い危機感を持ったこと、そして、森田先生らが在宅医療や健康づくりの意識改革を進めた結果だったとわたしは考えています。

つまり、財政破綻によって「病院に頼ることはできない」「救急車も簡単には呼べない」という状況が生まれたことで、お任せ医療、命の丸投げから脱却して、自分の命は自分で守ろう、という意識が生まれたわけです。普段から自分の健康に気を配り、病気に対してもどういう治療をするか、どんな死を迎えたいかを考えるようになった結果が、この奇跡だったといえるでしょう。

そのことを示す一例が、胃ろうです。おなかにチューブを差し込んで胃に直接栄養を補給する治療法ですが、これをおこなうと体力を回復する人がいる一方で、長期間寝たきりになる高齢者も少なくありません（第3章で詳述します）。森田先生によれば、彼が夕張市にいた4年間で胃ろうは一度もつくらなかったといいます。医者がさせなかったのではなく、患者が希望しなかったのです。これは医者任せの命の丸投げ意識からは生まれない選択だと思います。

先のＮＨＫスペシャルでは「病床数を減らしたらバナナ購入額が増える」という提言もあり、これも夕張市で実際に見られた現象だといいます。もちろん、バナナさえ食べれば健康になれるわけではありません。しかし、栄養もビタミンも豊富で、簡単に食べられる食品であるバナナの消費が増えたのも、夕張市民の健康意識の高まりを示しているとわたしは思います。わたしの世代が子どものときは、風邪をひかないと食べられない高価な果物でしたから、そうしたイメージもバナナ人気をあと押ししているのかもしれません。

この変化は、どうすればもっと広がるのでしょう。

ＡＩならば「日本全国で病床数を減らし、医療サービスを削減すればいい」と答えるかもしれません。しかし、今の日本において、現実にそうした政策を進めることはおそらく無理でしょう。日本人に限らず、人間は感情の生き物です。もし夕張市のような実例データが今後たくさん出てきたとしても、よほどのことがない限り「でもやはり不安だ」という感情に対抗するのは難しいと思います。

では、日本政府が赤字国債を返済できなくなって、かつての夕張市のように財政破綻するのを待つしかないのでしょうか。

このままならば、そうなる可能性は高いでしょう。

でも、わたしはそんなことにはなって欲しくないと願っています。

夕張市で起きた変化の最大のポイントは、意識の変化です。財政破綻と医療サービスの削減は、市民と医療従事者の危機感を高めるきっかけに過ぎません。

追い詰められる前に、わたしたちの側の意識を変えればいいのです。

命を他人任せにせず、自分で責任を持つ。

必要なのはそれだけなのです。

死に方の改革は、生き方の改革である（ＱＯＤとＱＯＬ）

自分の命に責任を持つためには、自分の健康に気を配るだけでは足りません。人生の終焉である「死」に向き合うことが大切です。

死は人生のゴールでもあります。そこから目をそらしながら生きるのは、ゴールのないマラソンを走るようなものです。死というゴールに向き合うことで、わたしたちは自分の人生を設計できるようになります。

多くの人にとって、死を意識するのは、末期がんのような生命に関わる重篤な病気に冒されたときです。患者さんは、医者によくこういいます。

「生きたいんです」

この言葉に対し、わたしはこう聞くことがあります。

「どうして生きたいのですか？」

すると、口ごもってしまう方が少なくありません。意外な質問だと感じて、驚くのかもしれません。はっきりとした答えがないことも多いのですが、現役の社会人であればこんな答えが返ってくることがあります。

「やり残した仕事があるんです」

「どのくらいかかりますか？」

「最低1年はかかります」

「なるほど。それが終われば死んでも構いませんか？」

このあたりで絶句なさる方もいらっしゃいますが、こう反応されることもあります。

「死にたくないのは当たり前でしょう！」

ここでわたしは、ある言葉を投げかけます。

「それは無理ですよ」

よほど強い覚悟をお持ちの方に対してでなければ、この言葉はいえません。医者として患者さんに軽々しく口にするべきセリフではないからです。

しかし、人間がいずれ必ず死ぬのは間違いのない真実です。

世の中に「絶対」はないといいますが、「死」だけは違います。どんなに長生きしても、死は絶対に１００％避けられません。もちろん患者さんもそのことはわかっているはずです。無理を承知でいっているのですから、わたしもあえていうことはしません。

でも「いずれは死ぬ」という覚悟は持って欲しいのです。悔いのまったく残らない人生は、めったにないでしょう。しかし死を受け入れる覚悟を持って生きれば、悔いを最小限にすることは可能です。

19歳で肝臓がんが発覚し、２０１８年に25歳で亡くなった山下弘子さんという女性がいらっしゃいました。アフラックのがん保険ＣＭに出演していたのを覚えている方も多いでしょう。

10代で「余命半年」という宣告を受けた彼女は、手術と再発、転移、抗がん剤治療を繰り返します。そうした闘病生活の一方で、残された人生を悔いのないものにしようと、自動車免許を取ったり、メキシコでスキューバダイビングをしたり、著書『雨上がりに咲く向日葵のように』（宝島社）を出版したりと、まさに全力で生き抜きました。亡くなる前年には結婚もされました。

25年という短い人生でしたが、彼女は覚悟を持ってその時間を最大限に活かし、悔いを小さくして、最期を迎えられたといえるでしょう。

わたしは、彼女はQOD（Quality Of Death：クオリティ・オブ・デス＝死の質）を高めることのできた方だと思っています。

QODとは、「本人が理想とする生き方をし、さらにはあとに残された家族にも後悔の念を与えないような亡くなり方をすること」で、わたしが提唱している概念です。よく知られた概念であるQOL（Quality Of Life：クオリティ・オブ・ライフ＝人生の質）の反対のように見えるかもしれませんが、そうではありません。

QODを高めることは、限られた人生をより良く生きることにつながります。ですから、QODを高めることは、QOLを高めることでもあるのです。

QODとQOLの関係が明確にわかるのは、人生の終末期です。

重い病気にかかると、症状や治療の副作用などで、以前のような生活が営めなくなるケースが出てきます。こうしたとき、患者さんにとって「最善の治療とは何か」を決めるためには、「最善の最期とは何か」を考えることが欠かせません。つまり、ＱＯＤが高くなければ、真の意味でＱＯＬを高めることはできないのです。

「死を受け止め、自分の命に責任を持つ」ということを、わたしに改めて深く考えさせてくれた患者さんがいました。かなり特殊な例ではありますが、ここで紹介させてください。

その患者さんは40代前半の女性で、わたしのクリニックに来たときは乳がんのステージⅠでした。いわゆる早期がんですから、外科手術をすればほぼ確実に治ります。しかし、彼女はどうしても乳房の局所切除手術を受けたくないと考え、代替医療で治療したいと希望して、わたしのところに来たのです。

わたしは、自分の知っている乳がん治療で実績のある医者を複数紹介し、意見を聞いて来たらどうかと話しました。彼女はそのすべての病院に行き、全員からやはり「手術をするべきだ」と勧められたそうです。それが現在の医療において最善の選択だからです。もし放置すれば、がんが進行したり、転移するかもしれないということも伝えられていました。

しかし、それでも、この方の意思は変わりませんでした。

乳房にメスを入れないことが、命よりも大切だというのです。

たとえ切除手術をしなくても、乳がんが進行した場合には皮膚が変色したり、腫れたり、変形することもありえます。そう伝えても、気持ちは変わりませんでした。メスでなく、病気でそうなるのなら、自分は受け入れるとおっしゃるのです。

医者としても、1人の人間としても、この選択は信じられないものでした。まだ40代前半で、早急に手術をすれば、ほぼ確実に日常生活に戻ることができるのです。常日ごろから「病気を治すのは患者さん自身である」といっているわたしも、彼女が外来にやってくるたび「今からでも手術をする気はありませんか」と提案し続けました。

しかし、その後も彼女の決心が揺らぐことはなく、わたしのところに来て1年半後に亡くなりました。乳がんは肺に転移していましたが、彼女のご希望通り体表面はきれいなままで、結局最期まで手術は受けなかったのです。

正直、医者として、この結果は不本意でした。

「もっと強く説得すれば救えたのではないだろうか」という悔いが残りました。

その後、この患者さんの恋人という方から、彼女の書いた手記を見せていただく機会がありました。わたしについて「やっと信頼できるお医者さんに出会えた」と書いてあり、最後は「わたしの人生はとっても幸せでした。悔いはありません」と締めくくっていたのです。その後、彼女のお母様からもお手紙が届き「娘は最高に幸せな状態で亡くなりました。ありがとうございました」とお礼を伝えていただきました。

このときになって、ようやく心から「これで良かったんだな」と思えたのです。

もちろん、医者として、この結末はやはり不本意です。医者としてできることをしてあげられなかった、という複雑な思いは今もあります。それは変わりません。

しかし「救える命は救うべきだ」というのは、医療側の価値観に過ぎません。患者さんがそれを希望していないときでも、その価値観は優先されるべきなのでしょうか。ましてや、この方は自暴自棄になっていたわけではなく、自らの病状と今後起こりうること、そのリスクに正面から向き合ったうえで「自分の価値観を優先する」という選択をしていました。ですから、これが患者さん本人にとって、満足できる理想的な死の迎え方だったのです。

繰り返しますが、医者として、こういう治療は不本意です。でも、患者さんひとりひとりと向き合い、その方が望む人生を追求するためには、患者さんの希望を最大限に尊重する医療を実践するしかありません。

わたしはこの患者さんにそのことを教えてもらったのだと考えています。

「キャンサーギフト」（Cancer Gift ＝がんからの贈り物）という言葉があります。がんに冒されたこと、最悪の場合は余命宣告を受けることで、その後の人生を「悔いをできるだけ残さない」ことに費やせることがある、という意味です。実際、そうして充実した最期を迎えることのできた患者さんは大勢いらっしゃいます。

これは不思議なことではありません。どれだけ長生きしたとしても、後悔のまったくない人生を送ることはおそらく不可能でしょう。わたしたちができるのは、悔いを最小化することだけです。

それならば、期間の長さは関係ありません。

たとえ余命が1カ月であっても、悔いを最小化することに全力を費やせれば、ＱＯＤもＱＯＬも高めることができます。そういう患者さんはたくさんいます。

「1カ月ではさすがに短すぎる。もう少し時間が欲しい」

もし、そう思われたのなら、重い病気にかかるまで待つ必要はありません。今すぐ死を見つめ、ＱＯＤを高めてください。早めに死を意識することができれば、多くの時間を悔いを減らすために費やすことができるはずです。それはあなたのＱＯＬを高め、豊かな人生を歩む手がかりになるでしょう。

本書の目的は、そのお手伝いをすることです。

人生の最終段階における医療に関する意識調査

家族等や医療介護関係者等と
あらかじめ話し合い、
また繰り返し話し合うことについて

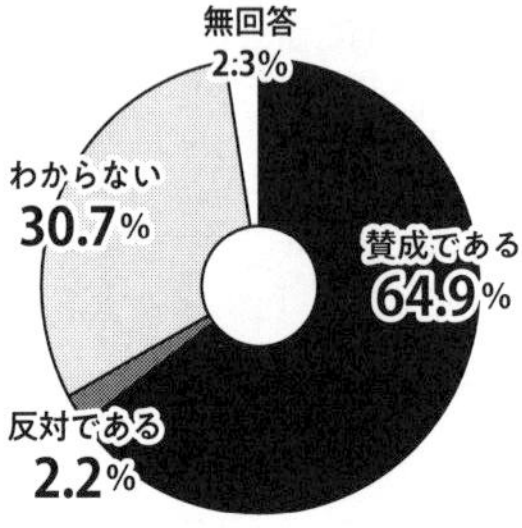

n＝973

人生の最終段階における
医療・療養に関する家族等や
医療介護関係者との話し合いの状況

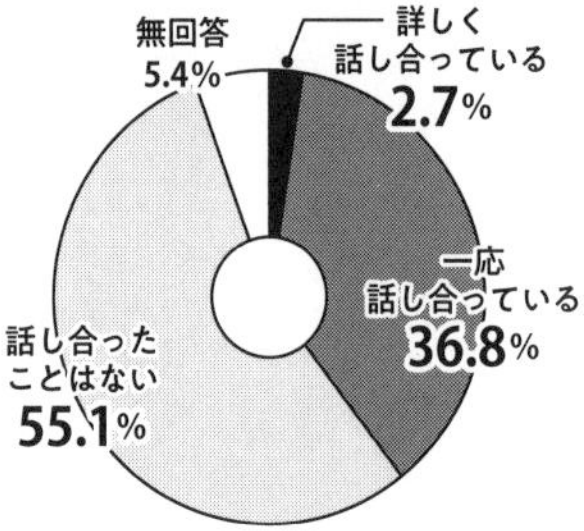

n＝973

意思表示の書面作成状況

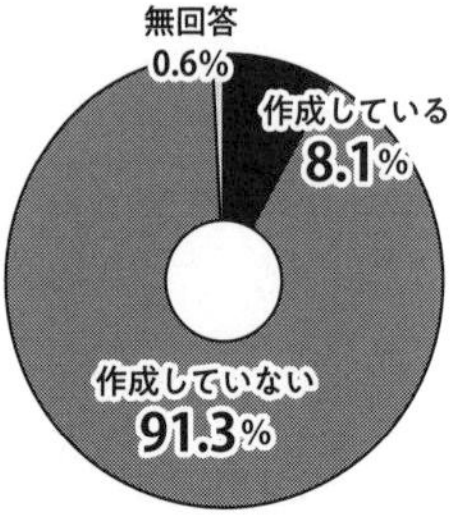

n＝642

どのような医療・療養を
受けたいか等を記載した書面を
あらかじめ作成しておくことについて

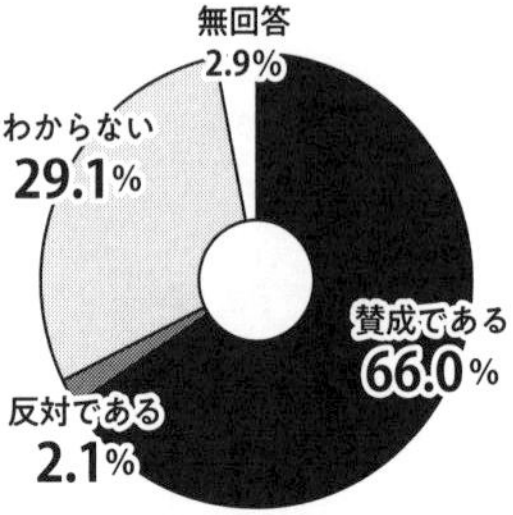

n＝973

出典：『平成 29 年度 人生の最終段階における医療に関する意識調査』（厚生労働省）を元に作成

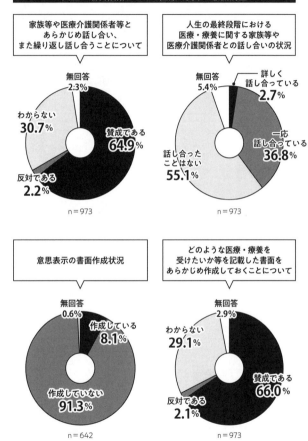

第1章

ゴール＝死を決めよう

死を怖れるのは、誰も経験したことがないから

自分の最期についてきちんと考えておくことは、自分の人生を豊かにすることです。もちろん死の瞬間がいつ訪れるかは誰にもわかりません。でも、というよりも、だからこそ、ゴールについてあらかじめ考えておき、いつその日がやってきても大丈夫なように悔いを残さないように過ごすことが、限られた人生の質を高めることになります。

とはいえ「死」という単語がわたしたちの日常会話に登場することはめったにありません。いずれ必ず訪れる避けられないことだとわかっているのに、誰もがこの話題を避けながら過ごしています。

その理由は怖いからです。

人はなぜ死を怖れるのでしょう。

たしかに死は生物にとって、生命の終焉を意味する出来事です。でも人間以外の生物は、直接その身に迫る危険は避けるものの、死そのものを事前に怖れるようなことはあ

りません。これほどまでに死を怖れ、死につながるものすべてを遠ざけようとする極端な心理を持つのは、おそらく人間だけだと思います。

人間が死をこれほどまでに怖れるのは、誰も死を経験したことがないからではないでしょうか。

人間は過去の経験や知識を頼りに、将来を予測し、行動を決める動物です。この知性において、人間は他の種よりも明らかに長けています。ところが、その人間にとっても、死の瞬間だけは経験できません。１００％避けられないことがわかっているのに、生きているあいだは決してそれを体験することはできないのです。他の人に聞こうにも、経験者は全員鬼籍に入っていますから、体験談を聞くこともできません。死は、今この地球上で生きる誰もが体験していない、１００％未知の出来事なのです。

人間は、知らないものを怖れます。

だからこそ、死をこれほど強く怖れてしまうのでしょう。

最期の瞬間、わたしたちは何を見るのか

死の瞬間にわたしたちはどんな体験をするのでしょう。

もちろん、それは誰にもわかりません。

ただ、その瞬間が近づくにつれ、本人は意識が薄れていきます。そのため、臨終の瞬間はほとんど何も感じ取れないのではないかと考えられています。眠りに落ちる瞬間を自分では覚えていないのと同じだという意見もあります。


臨終の瞬間に何が起きるかを知る数少ない手がかりの1つに、臨死体験があります。ほとんど死にかけた状態から生還された方々の経験を研究するもので、ジャーナリストである立花隆さんの著書『臨死体験』（文藝春秋）をはじめ、本もたくさん出ています。臨死体験者の語る記憶が、本当に死の体験なのか、あるいは単なる脳内現象に過ぎないのかという議論はあるものの、それでも人間が知り得ない瞬間を知る参考にはなるとわたしは考えます。

臨死体験は世界中で数多く報告されており、各国の文化や宗教上の違いはあるものの、多くの共通点が見られます。とりわけ共通しているのは、死の瞬間に恐怖や苦しさはほとんどの方が感じていない、という点です。むしろ、快適で良い気分だったという体験談が多いのです。

だからといって、一命をとりとめてから「もう一度あそこに行きたい」と死を求めるようなケースはほとんど見られません。大半の人が、臨死体験を経て「与えられた命を一生懸命全うしよう」という心持ちになるようです。

もちろん、彼らの見たビジョンが本当に「死後の世界」であると、科学的に証明することはできません。でも、こうした臨死体験談を読んでいると、死への恐怖が和らいでいくのを感じます。

わたしは西洋医学を学んだ身ですが、見えない世界のことも結構好きで、その立場から「死後の世界はあると思っていたほうが得かな」と思っています。魂についても同じように「魂は永遠で、命とは、魂が肉体という仮の場所に一時的に宿っている状態に過ぎない」と捉えることで、死をかなり楽に受け入れられるのではないかと考えています。

わたしは、30代後半のころ、死者の話を聞けるという、いわゆる霊能者と出会ったことがあります。当時勤めていた東京女子医科大学で診ていた患者さんの娘さんで「意識を集中すると死んだ人と話せるんです」とのことでした。

ホントかどうかはわかりません。でも、わたしにはぜひ話を聞きたい人がいました。郷里を離れ、大学で医師国家試験を目指して勉強していたときに急逝した母です。

お願いした翌日、その方は「お母様がすごく大切なことをおっしゃっていたので、紙に書き出してきました」とメモを持ってきてくださいました。

亡くなった母親からのメッセージです。

そこには「わたしはこちらで結構気楽に、普通にやっているから心配しなくていい。きっとあなたはわかっているだろうけれど」といったことが書いてありました。続けて「お医者さんになったあなただから大事なことを伝えたい」とあり「病気は、その人が病気だと思うから病気なの。病気だと思わなかったら、病気でもなんでもないのよ。わかった？」と記してあったのです。

この言葉はわたしの宝物になりました。今も書斎に貼って大事にしています。

その後、この方のお父様が亡くなったあとには、こんな会話をしました。

「お父さんとは話したんですか？」

「ええ。死んだ途端『ああ楽になった』なんていうんですよ（笑）。イヤになっちゃいますよね」

「わたしの治療に文句はいっていませんでしたか？」

「全然。むしろ感謝しています」

「それは良かった」

日本にはこういうイタコのような霊媒師が結構いらっしゃいます。みなさん本当に死後の世界と通信できているのはわかりませんが、わたしがこの母の言葉に安心し、うれしく感じたのは間違いありません。さらに病気の本質まで教えてもらえたのです。

こんな経験もあり、わたしは死後の世界を結構良いところじゃないかと思っています。母にいわれたからというのもありますが、もう1つ理由があります。

それは、帰ってきた人がいないからです。

悪い場所なら1人くらいは逃げ出す人がいてもいいのに、あちらから帰ってきた人はまだ誰もいません。

ということは、帰りたくなくなるほど、相当良い場所なのではないでしょうか。

「死」と向き合い、受け入れるということ

わたしが死というものについて最初に考えたのは、母が亡くなったときでした。

北海道大学医学部六年生で医師国家試験を目前に控えた1月です。未明にかかってきた電話で母の死を知り、驚きました。前日に電話で話したときは普段とまったく変わらない様子だったからです。悪い冗談だろうと思ったほどでしたが、床に入って胸苦しさを訴え、あっという間に亡くなったと知らされました。おそらく急性心筋梗塞だったのでしょう。

わたしは幼い時期に芸能界で子役をしていたことがあるのですが、大人に囲まれる世界にあって、母は常に自分を励まし、周囲から守ってくれる存在でした。物心ついたときにはすでに悩まされていた原因不明の持病（右足ふくらはぎの痛み）でも、嫌がるわたしをなだめ、いろいろな病院に連れていってくれたものです。東京の大学病院、総合病院はほとんどすべて行ったのではないかと思います。有名な医者がいると聞けば、診療科を問わず受診させたので、怪訝な顔をされたことも多々ありました。しかし、どこへ行っても結論は出ませんでした。最先端とされていた医療機関でも、当時の診断技術では「原因不明の痛み」ということで放置されたのです。

この体験は、わたしに通常の医療への不信感を抱かせることになりましたが、同時に、嫌いな病院へ行かずに済む、もっとも良い方法を思いつかせてもくれました。そう、医者になることです。自分自身が医者になれば、わざわざ病院に行く必要はありません。持病のおかげで医学部を目指すきっかけが生まれたのです。

そして、子役をやめたころに母はリウマチを発症したのですが、痛みをこらえて気丈に振る舞う姿を見て「いつか自分と母の病気を治したい」と思ったことも医者の道を志すあと押しになりました。

母の突然死のあと、しばらくは何も手につきませんでしたが、仲間の助けもあり、幸いなことに医師国家試験には合格し、母のいない東京に戻って大学の医局に入りました。そして医療の現場で働くうち、ふと、こう考えている自分に気づいたのです。

母の死は、わたしへのプレゼントだったのではないか。

不思議な感覚に思えるかもしれませんが、わたしがそう考える理由は2つあります。

1つは、遺族への目線です。わたしは医者になる直前に、自分にとっていちばん大切な家族である母を失いました。この経験のおかげで、診察する患者さんだけでなく、ごく自然にそのご家族に共感できるようになれたのです。

もう1つは、社会人としての自立です。わたしは幼いころからかなりの母親っ子だったと思います。母は優しいだけでなく、厳しい面もありましたが、だからこそ、母との絆は深いものでした。就職先を東京の大学に決めたのも、それが母の希望だったからです。もし母が生きていたら、わたしはなかなか親離れができなかったかもしれません。だから、母はわたしの自立を促すために去っていったように思えたのです。

母の死は、わたしに深い悲しみだけでなく、自分自身が生きていることへの感謝の念も抱かせてくれたのだと思っています。

そして、この経験は、死への恐怖も和らげてくれました。

あの世でまた母親に会えると思うと、この世を去ることがそれほど怖くなくなったのです。

大切な人の死を経験することは、死について本気で考えるきっかけになるものです。わたしと同じように感じたという方も少なくないのではないでしょうか。同様の経験が死を受け入れる覚悟につながることも多いと思います。

死と向き合い受け入れるまでには、プロセス（段階）があります。もっとも有名なのがアメリカの精神科医エリザベス・キューブラー＝ロスが『死ぬ瞬間』（中央公論新社）

で提唱した5段階モデル（死の受容プロセス）でしょう。

わたしがこのプロセスに興味を抱いたのは、長年専門にしてきた腎臓病の人工透析治療の現場でのことでした。もちろん、がんに比べれば、腎臓病は死をリアルに連想するほどの重い病気ではありません。しかし、人工透析は苦痛を伴う治療です。慢性腎不全になれば、週3回通院し、4～5時間かかるこの治療をほぼ一生続けることになります。それに加え、食べたいものを食べられないというストレスも非常につらいものです。こうした治療を受け入れるのは、簡単なことではありません。

わたしはあるとき「あなたは慢性腎不全ですから、人工透析治療が必要です」と診断された患者さんが治療を受け入れるまでのプロセスが、この死の受容プロセスと非常によく似ていることに気づきました。多くの患者さんが、まるで人生の終わりを宣告されたかのような気持ちになるのです。


この死の受容プロセスを簡単にまとめると、次の5段階だとされています。

第1段階　否認・孤立（Denial & Isolation）
自分の死を否定する段階。周囲の意見を聞くことも拒否して、孤立することもある。
第2段階　怒り（Anger）
自分が死ぬということは受け入れたものの、その事実に怒りを感じる段階。
第3段階　取引（Bargaining）
信仰や贖罪《しょくざい》などの取引を通じて、死を回避したり、遅らせようと願う段階。
第4段階　抑うつ（Depression）
取引ができないことを受け入れ、死が避けられない無力さにとらわれる段階。
第5段階　受容（Acceptance）
平穏な気持ちで、死を避けられない自然なものだと受け入れる段階。

このプロセスの「死」を「透析」に置き換えてみると、多くの患者さんの透析導入時の心理状態の理解につながります。実際の心理状態は、もちろんずっと複雑で、人それぞれ違いますが、このプロセスに注目することで患者さんの置かれている状態や克服す分の状態を客観的に見つめる手がかりになるでしょう。

人工透析治療には、高齢者の延命治療という側面もあります。詳しくは第3章で触れますが、その中には認知症が進行して、本人も何をしているのかわからないまま、つらい治療を受け続けているケースが少なからず存在します。そうした患者さんと関わっていると「こうして長生きをさせることが、本当に患者さんの幸せになっているのだろうか」と疑問を感じることも少なくありません。

この臨床経験で、わたしは死についてさらに深く考えるようになりました。

このように死について一度真剣に考えてみることも、自分の死を受け入れ、覚悟を得ることにつながると思います。

人生の期限をあらかじめ決めておく

死は、いつか必ずやってくるものです。この事実を受け入れやすくするために、わたしが提唱している方法の1つが、人生の期限をあらかじめ決めるというものです。

人の寿命は誰にもわかりませんが、それとは別に、自分で「この年齢まで生きれば自分は十分だ」と思える年齢を考えておくというものです。


人生の期限を設定するメリットは驚くほどたくさんあります。

まず、設定した年齢になるまでは生活に気をつけようと、健康を保つモチベーションになります。また、生きているうちにやるべきこと、やれること、やりたいことを考え、人生のスケジュールを意識して、生きていくこともできます。

生活習慣病などで食事制限や禁煙、運動療法を指導されたときにも有効です。

医者からの生活指導に挫折してしまう患者さんの多くは、「こんなガマンを一生続けなくてはいけないのか」という強いストレスが原因になっています。まるでゴールの見えないマラソンを走っているようなもので、それで、つい手を抜いてしまったり、最初からできないとあきらめてしまうのです。

でも、もし「この年齢まで生きられれば十分だ」と決めていたら、どうでしょう。「ずっと」は無理でも、「あと○年だけがんばればいい」と、期限があればがんばりやすくなるものです。同じように、死に至るような重い病気になったときも、来るべき最期を受け入れやすくなります。

もちろん、その年齢に達するまでに、人生における後悔を最小限にしておくことが欠かせません。QODを高めることは、そこまでの人生のQOLを高めることと同義なのです。


腎臓病や糖尿病の治療でおこなう食事制限に、絶望的な気持ちになる患者さんは少なくありません。そういうとき、わたしは「ここまで生きれば十分だという年齢はありませんか?」と聞くことがあります。

「その年齢までにやるべきことを終えられると思えるのなら、そこまで食事制限をがんばるのはいかがですか？」

というわけです。

極論すれば、その年齢になったら「もう延命する必要はないのだから、好きに暴飲暴食すればいい」と考えることもできるでしょう。もちろん、実際にどうなさるのかは患者さん次第ですが、「〇〇歳までがんばれば、もうガマンしなくてもいい」と期限を決めることで、がんばりやすくなり、それまでの時間を有意義に過ごせるようにもなるのです。

人生の期限は、がんになった場合の治療方針を決める手がかりにもなります。

みなさんご存知だと思いますが、がん治療は苦痛を伴うことが少なくありません。また、かなり高額な治療もあります。一般的に、患者さんの多くが「がんとの戦い」を決意し、体力とお金の許す限り、積極的に治療を受ける道を選びます。これも立派な選択ですし、その結果、社会復帰を果たした方も大勢いらっしゃいます。

しかし、それ以外の選択肢がないわけではありません。苦痛を伴う治療は避け、元気なうちに、残された時間をやりたいことに費やすというのも、尊重されるべき1つの選択肢です。

後者の選択をするのは簡単ではありませんが、「○○歳まで生きられればいい」と人生の期限を設定していると、どの治療をどこまでやるかを決めやすくなります。そうすることで患者さんご自身はもちろんのこと、ご家族の心の負担も軽減できるのです。

わたし自身は、69歳まで生きられればいいと公言してきました。理由は34歳で結婚したので、68歳まで一緒にいれば「ワイフに半生をあげた」といえるかな、というものです（笑）。

そのつもりで適度に運動し、身体を温めたりなどして健康に気を配り、人生のスケジュールも立てて、後悔をできるだけ小さくしようと生きてきたつもりですが、かなり近づいてきてしまったので、もうひと踏ん張りがんばらなくてはなりません。

3つのＴｏ Ｄｏからゴールを決める

人生の期限を「〇〇歳まで」と年齢で決めるのに抵抗がある方は、自分が一生のうちに実行しておきたいことを具体的に考えてみるのはどうでしょう。

人生のＴｏ Ｄｏリストのようなものを作成しておき、「これができれば満足だ」という目安にするのです。仕事などで、今後の予定や将来の目標などをＴｏ Ｄｏリストで管理している方もいらっしゃるかと思います。それと同じように、現在から寿命に至るまでの人生におけるＴｏ Ｄｏリストを作成するわけです。

すべてをクリアできれば完璧ですが、たとえそれができなくとも、できるだけ多くをクリアしようとすることは、人生の質を高め、最期の悔いを減らすことにつながります。

わたしが提案しているのは、３つのポイントからＴｏ Ｄｏリストを書き出す方法です。

Have To Do（やるべきこと）

Be Able To Do（できること）
Want To Do あるいは Would Like To Do（やりたいこと）
この3つです。少し解説しておきましょう。

• Have To Do（やるべきこと）

生きているうちにやっておくべきこと、決めておくべきことです。

たとえば、自分の人生で得たもの（事業や技術、知識など）を、誰かに引き継いでおくべきだと考えていれば、それを書き出します。家族や友だち、部下、後輩に伝えたいことも明確にしておくといいでしょう。

「やるべきことができなかった」という思いは、最期の瞬間に大きな悔いとなります。このリストをクリアしておけば、そうした後悔は大きく減らせるはずです。

また、財産の相続や管理、重い病気になったときの治療方針（介護、延命処置、葬儀、埋葬など。詳しくは第3章、第4章で解説）も、自分だけでなく、家族や周囲の人たちのために文書化しておくのがベストです。

法的な問題は弁護士などに相談する必要もあるでしょう。

- **Be Able To Do（できること）**

これまでにあなたが培ったキャリアや経験、知識をつかって、これからの人生でできることです。後継者の育成もここに含まれます。

また、ビジネスや趣味とは別に、家族や社会、未来に貢献できる活動を考えてみるのも良いでしょう。

この項目に書いた内容を実現することで、生きがいを持って人生を歩めます。

- **Want To Do あるいは Would Like To Do（やりたいこと）**

あなたが一生のうちにやりたいことを書き出します。

残されている人生で取り組みたいこと、やってみたかった趣味、行ってみたかった場所への旅行、興味はあったけれどできなかったことへの挑戦などが含まれます。

この項目に書いたすべてをクリアする必要はありません。しかし、1つでも多く実現することが、最期の瞬間の笑顔を生み出すことにつながるはずです。

わたしはこのＴｏ Ｄｏリストを、健康に問題のない若い人たちにも作成して欲しいと思っています。最期の瞬間はいつ来るかわかりません。来るべきその日に備えるのに、早すぎるということはないのです。後悔を減らす時間を過ごすことは、ＱＯＬもＱＯＤも高めることにつながるはずです。

もちろん時間が経てば考え方が変わって、リストに記したい内容も変化していくことでしょう。新しく始めたいことが出てくるかもしれませんし、健康に問題が生じて内容を見直さざるを得なくなる可能性もあります。ですから、Ｔｏ Ｄｏリストは定期的に見直すことをお勧めします。

いつ見直しても構いませんが、いちばんいいのは年1回程度、定期的にリストを見直す日を決めておくことです。誕生日は忙しいかもしれませんから、その前日や翌日を「自分の人生と死について考える日」と決めてみてはどうでしょう。毎年バージョンアップするような感覚で検討し、人生のスケジュールを管理していれば、重い病気になったときの精神的なショックも和らぎ、治療に専念しやすくなるはずです。

エンディングノートをつくる

昨今「エンディングノート」「終活ノート」と呼ばれるものが、広く普及するようになっています。そのきっかけは砂田麻美監督がご自身の父親である砂田知昭さんの最期を記録したドキュメンタリー映画『エンディングノート』のヒットでした。熱血サラリーマンだったお父様が、ステージⅣの胃がんと宣告されてから最期までの半年間を「死の段取り」というプロジェクトとして位置づけ、驚くほどのバイタリティで全力で駆け抜けた姿を描いています。

その姿に感銘を受けたのか、人生を終えようとする高齢の方々を中心に、死を迎えるにあたっての希望を書き留めるノートとして、さまざまな形式のものがつくられ、手軽に買えるようにもなっています。

エンディングノートの書き方に決まりはありません。市販品から気に入るものを探してもいいですし、先に紹介した「人生のＴｏ Ｄｏリスト」をこのエンディングノートのベースにするのも良いでしょう。

ノートをつける目的は人生を見つめ直し、最期の瞬間、自分と家族が笑顔でいられるようにすることです。ですから、フォーマットに従う必要はありません。遠慮せず、書きたいことすべてを書きたいように記せば良いでしょう。

たとえば、「向こうへ行ったら会いたい人」を書き出すのも楽しいものです。大好きだった家族や、もう一度会いたい知人、伝えたい言葉がある相手など、再会するときを思い浮かべると心が和らいで、楽しみになってくるかもしれません。

ただ、注意したいのは、エンディングノートに法律上の効力はないという点です。財産や相続に関わることなどは、法的に有効な遺言書を別途作成する必要があります。また、自分で意思表示することが難しくなった場合の延命治療や介護の方針については、第3章で解説する事前指示書やリビング・ウィルを作成しておくのが確実です。

また、これらの人生の最期に関わる希望については、できるだけ家族や周囲の人たちに話し、意見交換をしておくのが理想です。しっかり合意ができていれば、家族の心理的な負担は小さくなり、あなたが亡くなったあとに「本当にこれで良かったのだろうか」と苦悩させることもありません。

人生の断捨離を日ごろから心がける

わたしが人生に期限を決めたり、Ｔｏ Ｄｏリストやエンディングノートをつくるのをお勧めするのは、これらの行動は自分の人生全体を俯瞰し、その先にある「死」を見つめるきっかけになるからです。

わたしたちは、普段、死をタブー視しています。死の存在を忘れ、まるで永遠に生命が続くかのように日々を過ごしています。だから、重い病気になったとき「もっと健康に気を配れば良かった」「やりたいことができなかった」と後悔することになるのです。あらかじめ死と向き合うことができていれば、そうした後悔は小さくなります。

とはいえ、頭ではわかったつもりでも、健康に不安のない状態では、なかなか人生のＴｏ Ｄｏリストを真剣に考えるところまでは踏み出せないかもしれません。「まだまだ先のことだ」「いつかやればいい」という気持ちが強いからです。そうした場合でもすぐに実践できる簡単な方法が断捨離です。

断捨離はわたしの友人でもあるやましたひでこさんが提唱した概念で、ヨガの行法を応用した整理整頓法です。「モノを捨てること」というイメージが強いかもしれませんが、本来は、不要なモノを「断」ち、「捨」てることで、モノへの執着から「離」れ、身軽に快適に生きられるという考えに基づいています。有名な近藤麻理恵（こんまり）さんの片づけメソッドにも通じる考え方だといえるでしょう。この断捨離をすることで、人生の悔いが減らせます。

ひとり暮らしのご老人の死は「孤独死」と呼ばれ、高齢社会を象徴する社会問題として取り上げられることがあります。

たしかにそうした悲しい事例も存在しますが、中には「孤独死」のマイナスイメージとはまるで違うケースも少なくありません。たとえば、自らの死を覚悟し、あとに残された人たちに迷惑をかけないよう、必要最小限のモノだけを残して身辺を常に断捨離し、いざというときの対応も明確にしてから、自宅でひとりきれいに旅立たれる高齢者の方です。

こうした方は「孤独死」ではなく、「孤高死」と呼ばれるべきではないでしょうか。

わたしは、余命わずかな患者さんには、よくこんな提案をします。

「あなたが亡くなったあと、誰かに見られて困るモノはないですか？」

たいてい心当たりがあるようで、微妙な笑いを浮かべてこうおっしゃいます。

「あります」

「それを捨ててはどうですか?」

みなさん、見られたくないモノ、誰かに不快な思いをさせる可能性のあるモノ、公になるとトラブルになりかねないモノなど、それぞれ処分するようです。

余命3カ月と宣告されていたあるがん患者さんもこの提案に「先生、いいことというね」と、さっそくあれこれと処分なさいました。ところが、その後1年以上経ってわたしの外来を訪れ、笑いながら、こうおっしゃったのです。

「先生、生きちゃって、あのとき捨てたモノが必要で困ってるんですよ」

思わぬ言葉に、わたしは思わず吹き出してしまいました。

「そんなこと知りませんよ。残しておくと困るからあなたが自分でそうしたんでしょう?」

「それはそうですけど。いやあ、まいった。死ななくて困っちゃった」

そんなふうに、大笑いしていたんです。

その笑顔を見ていて、もしかしたらこの患者さんは心配や不安の種となるモノとのつながりを断ち、捨てることで、ストレスから解放され、病気も離れていったのではないかと感じたものです。もちろんこれはわたしの推察に過ぎませんが、死を怖れなくなることで人は明らかに強くなります。人間の心にはそういう力があると思うのです。

ですから、若いうちから定期的に自分のまわりにあるモノを見直し、「自分が死んだときに誰かに迷惑をかけないようにしよう」と未練を断ち、捨てる習慣を持つことは、死への覚悟を形づくる第一歩になると思います。


「もったいないから捨てられない」

「また、つかうかもしれない」

最初のうちは、こんなふうに捨てられないモノのほうが多いことでしょう。しかし、この世から離れる日はいつか必ず来ます。永遠に所有できるモノは何ひとつないのです。

日々の断捨離は、そのことを実感し、人生の最期を考える機会にできるのではないでしょうか。

家族で死について話し合う「人生会議」

ここまで、この章では、主に自分自身の死について述べてきました。

しかし、いくら死を受け入れ、しっかり考えたうえで決断し、法律的に有効な文書を作成しても、それはあなただけの都合に過ぎません。もしあなたが意識を失ったり、認知症になったりして自分の意思を示せなくなったとき、現実に決断を下し、行動するのは、ご家族や医療・介護の関係者です。最期のときを迎えたあとで、残されたモノを整理するのもあなたではありません。

「本人ならばきっと『延命治療はしなくていい』というと思うけれど、子どもたちが反対している。どちらにするか決められない」

「認知症になる前に本人から意思を聞いておけば良かった」

いざとなったとき、こんなふうに悩み、苦しむのは、ご家族です。方針が決まらなければ、医療や介護スタッフも対応することはできません。

「先生ならどうしますか？」と聞かれるのは、こういうときです。

わたし個人の意見をいうことは可能ですが、そんな大切な決断は、本来、他人に委ねるべきものではありません。こうした家族の苦しみは、ご本人が亡くなったあとも長く続くことがあります。

患者さんのご家族がそろって診察に来られ、誰かが席を外しているときに医者に本音をもらすということもよくあります。

「わたしは、夫にこれ以上の治療をさせたくない。もう十分だと思っています。でも、娘はそう思わないようで、だから黙っているんです。でも、本音はもう治療はやめて、家に帰してあげたい」

とてもつらそうな表情でこういうのです。


ですから、満足な最期を迎えるためには、生前から家族と「死」について意見交換しておくことが欠かせないとわたしは考えます。家族に対して「自分はこうして欲しい」という希望をできるだけ明確に、細かく伝え、合意しておくことで、自分と家族の死の質、生の質、その両方を高めることができるのです。

このような人生の最終段階における医療・ケアについて、本人が家族や医療・ケアチームと繰り返し話し合う取り組みを「アドバンス・ケア・プランニング（ACP：Advance Care Planning）」というのですが、日本では2018年に厚生労働省が「人生会議」という愛称を決め、積極的に推進しています。

人生会議で重要なのは、自分が希望する医療やケアを受けるために、大切にしていることや望んでいること、どこで、どのような医療・ケアを受けたいかを自分自身で前もって考え、家族など、周囲の信頼する人たちと話し合い、共有することだとされています。

さらに、単なる希望だけでなく、そのベースとなる価値観や気持ちも、できるだけ共有しておくことが大切だと述べている点も重要です。いざとなったとき、家族や信頼できる知人だけでなく、医療やケアの専門家も「あなたなら、こう考えるだろう」と判断することができれば、あなた自身はもちろん、周囲の人々の負担も軽くなることが期待できます。

人生会議といわれても「末期がんのような重篤な病気になっている人のやること」だと思われるかもしれません。しかし、こうした話し合いが必要なのは悪性疾患の患者さんだけではありません。たとえば脳卒中で突然倒れたとき、人工呼吸器をどうするかといった選択は、健康で明晰な判断ができるうちにしておかなければ、手遅れになります。ですから、家族間での話し合いが普段からもっとできるといいとわたしは考えています。

たしかに、家庭で死の話題を切り出すのはなかなか難しいものです。

とりわけ高齢のご祖父母やご両親がまだお元気な場合は、子どもの側からはいい出しづらいものです。怒ったり、悲しんだりするご家族もいるかもしれません。そうでなくても、いわゆるセンチメンタリズムから、死というタブーに触れるのは避けてしまいがちです。

その一方で、最近は「終活」という言葉が浸透したことで、高齢のご家族の方から「そういうことを考えようか」という発言が出るケースも増えています。そうした機会を利用して、話し合うというのもいいでしょう。

ただ、考えていただきたいのは、ほとんどの高齢者は、自分が寝たきりになって、子どもやあとに残す人たちに負担をかけたくはないと思っているという事実です。認知症で意思表示ができなくなり、家族に重い選択をさせることを望む人もいないでしょう。

ですから、本当は、年齢を問わず、自分自身のため、家族みんなのためにも、あなた自身が切り出すべきだと、わたしは思います。

死について話し合うことは、家族みんなの人生を幸せにすることに他ならないのです。

第2章

自分の身体＝健康と向き合おう

自分の身体は自分で管理する

死と向き合うことができれば、自分の身体とのつき合い方も変わっていきます。健康寿命を意識し、生活習慣にも気を配るようになるからです。

病院とのつき合い方も変わるでしょう。どんな名医でも、すべての病気を完全に治すことはできません。多くの場合、医者にできるのはつらい症状を抑えるところまでで、治療によって病気の原因までを完全に取り除けることは、実はそれほど多くないのです。

たとえばⅡ型糖尿病を考えてみてください。この生活習慣病を根本的に治したり、重篤化させないようにする最良の方法は、食事療法と運動療法です。薬物療法やインスリン注射は症状を一時的に抑える対症療法に過ぎません。この病気を治すのは患者さん本人であり、医者には治せないということがおわかりでしょう。

医学の力で「完治する」とされる病気もたしかにあります。しかし、その病気を引き起こした本質的な原因がわかっても、完全治癒に至るのは医学の力というより自分の力です。感染症の原因はウイルスや細菌ですが、ワクチンや治療薬が開発されても、その多くはいまだ完全に押さえ込めてはいません。どんなに効き目のある薬やワクチンを用いても、最終的には自己治癒力がなければ完治はしませんし、完全な予防も不可能です。現在の西洋医学にできる病気の治療は病態を診て、病名をつけ、その症状をできるだけ長く抑えることだけだといっても過言ではないでしょう。原因が特定できない場合などは、手も足も出ません。

大切なのは「自分の身体は自分で管理する」という意識を持つことです。健康を維持するのも、病気を治すのも、最期の瞬間をどう迎えたいかを決めるのも自分自身です。医者はそのお手伝いをする存在に過ぎません。「病気になったら病院に行けばいい」と医者に丸投げするのは、自分の人生に対する責任を放棄するのと同じです。

病気の原因を自ら考える

わたしが専門とする統合医療は、個人の年齢や性別、性格、生活環境、さらに個人が人生をどう歩み、どう死んでいくかまでを考え、西洋医学、補完・代替医療を問わず、あらゆる療法からその個人にあったものを見つけ、提供する受診側主導の医療です。クリニックには、さまざまな病気や思いを抱えた患者さんが日々、訪れます。末期のがんや難病と診断され、ある意味「魔法のような治療」を期待なさって来られる方も少なくありません。

そうした患者さん全員に、わたしが必ず聞くようにしている質問があります。

「どうして、この病気になったと思いますか?」

病気になった原因を、患者さんご本人に詳しく聞くのです。これが患者さんにとって後悔のない治療をおこなうために必要だと考えるからです。

するとほとんどの患者さんが、何らかの思い当たる原因を挙げてくださいます。

多くは喫煙や飲酒、偏った食事といった生活習慣の問題や生活リズムの乱れ、職場におけるストレス、家庭内でのトラブルや悩みといったものです。さらにわたしはこうお聞きします。

「わかりました。その原因を改善することはできますか？」

これがわたしがおこなう治療の第一歩です。

一般的な病院で、このような質問をされることはあまりないかもしれません。

本来、診察の基本は、医療面接（問診）と身体所見（視診、聴診、触診など）と検査とされているのですが、現在、多くの病院では、検査に主眼が置かれているのが実情です。客観性の確保と診察の効率化のためです。その結果、病気の原因よりも検査異常に対する治療が主になり、異常の原因は二の次になっているといえるでしょう。

しかし、わたしは病気には必ず原因があり、それは患者さん自身がつくるものだと考えています。

とくにその思いが強くなるのは、がんの患者さんを診るときです。ご本人のお話を詳しく聞けば聞くほど、生活習慣のような目に見える問題だけでなく、心の状態のような目に見えない問題が、その人の健康に影響を及ぼしているのではないかと思えるケースがあまりにも多いのです。

ですから、わたしは客観的な診察と同じくらい、むしろそれ以上に、患者さんご自身の語る「あれが原因になったのではないか」という言葉を重視します。そして、その原因を取り除くことを治療の基礎の1つとしてきました。その結果、病気の根本的な原因は患者さん自身にあり、それに気づくことができるのは患者さんだけだという信念は、ますます強くなっています。

当然ですが、魔法のような治療なんてこの世には存在しません。補完・代替医療ももちろん魔法ではありません。しかし、自分の身体に正面から向き合い、病気の原因を見つけ、それを自ら正せる患者さんは、ときとして西洋医学の常識では考えられないような奇跡を起こすことがあるのです。

また、患者さん自身に病気の原因を考えていただくのは、病気の治療に主体的に関わっていただくためでもあります。

どんな病気でも、たとえ、がんの末期で余命宣告を受けている方であっても、治療に費やせる時間と選択肢は常に存在します。死と老い（老化）から人間は決して逃れることはできませんが、限られた時間をつかって、後悔を最小化することはできるのです。そのためには、患者さん自身が治療に関わることが欠かせません。

人生だけでなく、病気にも死にも意味がある

病気の原因が「わからない」「心当たりがない」という患者さんもいらっしゃいます。そういうときは聞き方を変えてみます。たとえば「どうして今、病気で苦しまなくてはならないのだと思いますか？」と聞くのです。末期のがんの方に「どうしてあなたは死ななければならないのだと思いますか？」と質問することもあります。

ちょっと失礼な質問に聞こえるかもしれません。しかし、わたしは「生きる意味」を考える以上に、「病気になった意味」「死ぬ意味」を考えることは大切だと思うのです。

「死ぬ意味」を最初に考えたのは、母が亡くなってしばらくしてのことでした。

第1章でも触れましたが、母はわたしの医師国家試験直前に急死しています。その後、大学の医局で働くようになり、何年も経過したとき、ふと「母はわたしのためにこの世を去ったのかもしれない」と考えたのです。医者として必要な患者さんの家族への配慮、そして、社会人としての自立というプレゼントを渡すために、あのタイミングでわたしの元を去ったのではないか。もし母が今も存命だったら、わたしは30代になってもまだ母親に甘え続けていたかもしれない。その後の自分の人生を振り返ると、そう思えて仕方がなかったのです。

「病気の意味」に気づいたのも、実体験がきっかけです。

2年半留学していたアメリカのハーバード大学医学部マサチューセッツ総合病院から帰国した直後、わたしは突発性難聴になりました。1995年4月のことです。

突発性難聴は、発症したらできるだけ早く治療を受けるべき病気です。原因はまだよくわかっていませんが、薬をつかって早めに治療すれば、聴力を失う可能性は大幅に低くなることがわかっています。でも、このときのわたしは「花粉症がぶり返したか、せいぜい中耳炎だろう」と3日ほど放置してしまったのです。

強い薬を内服し、病院に1カ月ほど通ったところで、改善していないことを耳鼻科の教授に告げると「もう治りませんね」と宣言されました。間に合わなかったわけです。そしてこういわれました。

「でも念のためにお薬は飲み続けてください。検査も定期的に受けてください」

この経験は、わたしに医者の発する「治りません」という言葉の重さと「治らないのに治療と検査を続ける」ということの理不尽さの両方を教えてくれました。

結局わたしはこの治療をやめることを決め、他の治療法を探すことにします。そして、中医学である気功と出会いました。

結果からいいますと、残念ながら気功ではわたしの耳は治りませんでした。でも参加した合宿で、さまざまな病気の方が驚くような回復をする姿を目撃し、自分自身も気功の技術を習得することになったのです。この出来事をきっかけに、わたしは日本をはじめ、中国、インド、ヨーロッパなどでおこなわれているさまざまな医療を学び、積極的にクリニックでの治療に取り入れるようになりました。

あの朝、突然耳が聴こえなくならなければ、わたしは今も単なる腎臓病専門プラス漢方医学の医者のままだったかもしれません。というわけで、わたしにとって突発性難聴という病気は、統合医療という新しい医療の世界に導いてくれた恩人のようなものなのです。


こうした観点から病気を捉えると、治療や自分の人生についての認知を変えることができます。とくに、がんのような命に関わる病気は、自分自身の死と人生に正面から向き合うチャンスにすることもできるのです。


たとえば、こんな患者さんがいらっしゃいました。

5年前に手術した胃がんが再発したという80代の男性です。手術が必要と診断されていたのですが「1カ月も入院することはできない」というご相談でした。

事情を聞いてみると、奥さんが最近認知症になってしまい、ご長男は身体障碍者（全盲）で2人とも家にいる。自分が世話をしなければいけないので、1カ月も家を空けることは無理だというわけです。

それでいつものように「再発した原因は何だと思いますか？」と聞いたところ、心当たりはないとの答えでした。食事は気をつけているし、家族も大切になさっているといいます。

それで、わたしはこんな質問をしました。

「息子さんはいつ全盲になられたのですか？」

すると、幼少期はまだ視力があり、弱視だったそうです。ただそれが理由で小学校でいじめにあい、中学校で完全に視力を失ってからは盲学校に転校。高校でマッサージ師の資格を取ったものの、卒業後仕事には就かず、引きこもりのような状態のまま40代になってしまったとのことでした。いつも視覚障碍者用のパソコンの前で過ごしているそうです。

「奥様の認知症はいつからですか？」

認知症になられたのは前年のことで、前回の手術のときはそうではなかったとの答えでした。この説明を聞いていて、わたしには気づいたことがありました。普段ならいわない厳しい言葉ですが、このときは必要だと思い、こういったのです。

「もしかすると、死ぬべきときなのかもしれませんね」

患者さんは驚いたようでしたが、わたしは続けました。

「親の義務は、子どもを独り立ちさせることだと思います。本来なら、子どもが独立するのを確かめたら、親は死ぬことができるものです。息子さんにはマッサージ師の資格があって、そうすることができるのにさせていない。彼がニートであることを許してしまったのは、あなたではありませんか。もし子どもの行く末を見たくないがゆえに囲い込んで、自分が死んだあとのことを考えていないのだとしたら、あなたは残酷な親かもしれません。息子さんが自分が甘えていることに気づくとすれば、あなたが死んだときです。だから、今、死につながる病気になったのではないですか？

あなたがするべきなのは、息子さんが1人でも生きていけるようにしてあげることだとわたしは思います。それができれば、あなたがこの病気で死ぬ必要はなくなって、治るのかもしれません。もちろん、この見立てが正しいかはわかりません。でも、そうすることが、あなたとご家族にとって必要なことのように思えます」

　患者さんは黙ってしまいました。

　この方はおそらく優しい性格なのだと思います。障碍のあるご家族を守りたいというお気持ちはわかりますし、30年近くニートだった息子さんの自立を促すのは簡単ではないでしょう。しかし、親が我が子の面倒を一生見ることはできません。その事実から目をそらしてきたことを、病気は教えてくれているのではないか、とわたしには思えたのです。

　もちろん、外科手術をはじめとする通常医療もがん細胞を取り除くうえでは有効だと思います。でも、それだけでは結局また再発してしまうことになり、そのときは死ぬことを余儀なくされるかもしれません。それはこの患者さんにとって悔いのない最期とはいえないのではないでしょうか。

「死ぬ意味」「病気になった意味」を考えることは、悔いのない治療を決め、満足した最期を迎えるうえで、とても大切なことだと思います。

医者任せの患者と責任を取りたくない医者

現在、がん患者さんの多くが、健康食品など何らかの補完・代替医療を治療に取り入れています。しかし、ほとんどの方がその事実を主治医に告げていません。現にわたしのクリニックを受診されるがん患者さんの多くが主治医に内緒で来られています。理由を聞くと、「主治医に診てもらえなくなるから」といいます。

２００１年に厚労省がん研究助成金による研究班が出した報告では、何らかの補完・代替医療を取り入れているがん患者さんは45％にのぼり、緩和ケア病棟の患者さんでは53％という日本緩和医療学会による２０１７年の報告もあります。先の研究班の報告では、腫瘍内科医の84％がこうした実態を危惧しているというのです。その理由は治療に悪影響が出かねないからだといいます。たしかに健康食品の中には薬の代謝（吸収、分解、排泄など）に影響を及ぼすものもありますが、しかしながら実際に確認もしないで、はなから疑ってかかるのはいかがなものでしょう？

そして、藁にもすがる気持ちの患者さんに対して、補完・代替医療を好まない医者の口から、「そういうことをするなら、ここには来ないでください」という言葉が発せられることも多々あるそうです。

医者は患者さんを拒否してはいけないという法律がありますから、この発言ははっきりいって違法です。にもかかわらず、こうした言葉が出てしまうのは医者の責任回避だとわたしは思います。

じつは、これも命の丸投げの裏返しによるものです。患者さんは、西洋医学に関しては完全に医者に依存しています。しかし、多くの医者にとって補完・代替医療は馴染みの薄い分野です。その治療を容認して欲しいと求められたとき「思いもかけないトラブルが起こったら医者の責任になりかねない」という意識が働くのでしょう。だからこそ出てしまう言葉であるといえると思います。

血圧や悪玉コレステロール値の高い患者さんから「薬は一生涯飲み続けなければいけないんですよね？」という質問をよく受けます。これも命の丸投げの良い例です。

薬をやめれば、おそらく血圧や悪玉コレステロール値は上がります。そのことをきちんと理解したうえでの選択肢は決して1つではありません。生涯飲み続けるのも選択ですし、死ぬ覚悟がないうちは薬を内服し、死ぬ覚悟ができたらその旨を家族に告げて薬をやめてしまう、といった選択もあり得ます。こうした複数の選択肢の中からどれか1つを選ぶのは、他人ではなく自分なのです。「飲み続けなくてはいけないんですよね?」と問うことは、医者に人生まで預けてしまっていることになります。

考えてみてください。

生活習慣などには気を配らず、病気になったら「医者に任せておけばいい」という患者さんが多ければ、押しつけられる責任をできるだけ回避しようとする医者が増えるのは、むしろ当然といえるのではないでしょうか。そのうえ他の治療もしたいから責任は持ってくれとなれば、医者からすればかなり虫が良すぎる話です。

こうした命に対する責任の押しつけ合いが「先生なんとかしてください」と医者任せにする患者と、「ここには来ないでください」とエクスキューズをする医者という組み合わせを生み出しているとわたしは思うのです。

「先生ならどうします？」という質問の無責任さ

後悔しない治療をしたければ、医者の側だけでなく、患者さんの側もきちんと自分の命に責任を持つ必要があります。

命を丸投げにしている人は、医者に「答え」を求めがちです。その姿勢のままでは、他の医療機関でセカンドオピニオンを求めているつもりで、実際には自分の期待通りの答えをくれる医者を探すだけになってしまいます。自分の命を守り、悔いのない人生を設計できるのは自分自身なのです。医療や介護の専門家にできるのは、そのために必要なアドバイスやサポートに過ぎません。

たとえば、こんな質問を受けることがあります。

「脳梗塞の薬は、飲んだほうがいいですか？」

これは医者に答えを求めている聞き方です。わたしは、こんなふうに答えたりします。

「あなたが決めればいいと思います。飲みたくないのなら、飲まないのも選択です」

「飲まなくても大丈夫なんですか？」

「もちろん大丈夫ではありません」

多くの患者さんがこの返答に驚きます。いじわるな答え方だと思うのかもしれません。でも考えていただきたいのは、自分が医者に何を求めているのか、です。わたしが「必要ですから処方します。必ず飲んでください」と答えたら飲み、もし「飲まなくていいです」といったら飲まないつもりなのでしょうか。これは「先生にいわれたからそうした」と責任を丸投げする姿勢だと思うのです。


医者にアドバイスを求めるのなら、自分の希望や考えを述べたうえで、その薬を飲んだ場合、飲まない場合のメリット、デメリットについて聞くべきです。もし、その医者の言葉に納得がいかなければ、他の医療機関に意見を求めるのもいいでしょう。また

「これ以外に治療する方法はありますか？」と聞くのもいいと思います。いずれにしても、責任を持って選択するのは患者さんご自身です。

脳梗塞でいえば、血栓を防ぐ目的で、血液をいわばサラサラにして固まりにくくする薬が処方されることがよくあります。そうした薬を飲めば、脳梗塞や心筋梗塞の発症リスクは明らかに下がります。しかしそれはあくまでもリスクであり、飲まなければ100％発症する、飲めば100％発症しないということではありません。0か100かではない以上、そのリスクに対してどうしておきたいかを決められるのは、患者さん本人か、そのご家族だけです。

ですから「脳梗塞の発症リスクをできるだけ下げたい」という希望をお持ちなら「今のところはデータ上、この薬を飲むのがもっとも確実な方法です。処方しますか？」とアドバイスすることができます。

ここでイエスなら処方しますし、ノーならば「リスクをとるご覚悟はありますね」と起こりうるリスクについて説明し、確認します。さらに加えるなら「ご家族もそれは承知なさっていますね」ともお伝えします。

医療機関でよく聞かれる典型的な質問の1つに「先生ならどうしますか?」というものがあります。

もしかしたら、過去、この質問を実際に口にしたことのある読者の方もいらっしゃるかもしれません。この質問がいかに無責任で医者に依存したものか、みなさんはもうおわかりでしょう。

もちろん、自分ならどうするかを答えることは可能です。

しかし、それは、62歳男性、妻と社会人と大学生の子どもが2人いて、90歳の父が存命で、職業は医者で大学教授という前提の人間(わたし)が考える人生の選択に過ぎません。まるで違う年齢、状況にある患者さんと同じではないのです。

それでも多くの方が、医療の現場でこの質問をしてしまうのは、自分の命に責任を持つことが怖いからではないでしょうか。


命に関わる選択をするのは難しいものです。

専門家に頼りたくなる気持ちもわからないわけではありません。

しかし、あなたの命はあなたのものです。もし医者から「わたしなら死を選びます」といわれたら、あなたは悔いを残すことなく、死ぬことができるのでしょうか。そうではないはずです。

厳しいようですが、やはり「先生ならどうしますか」と問いかける姿勢は無責任だといわざるを得ません。納得して人生を歩み、悔いの少ない最期を迎えるためには「わたしならどうするか」を考える姿勢を持たなくてはなりません。

自分自身の「死」と向き合うことで、これができるようになるのです。

理解してくれる医者を見つける

病気には、さまざまな治療法があります。とくにがんのように、命に直接関わり、治療に苦痛を伴うような病気では、多くの患者さんが新たな選択肢を求め、いくつもの医療機関を受診することがあります。

このとき大切なのも、病気と主体的に向き合う姿勢です。自分はどう生き、どう死にたいのかを考えない受け身の姿勢では、いくら評判の良い病院を訪ねてまわっても、満足のいく治療を受けることはできません。中には「魔法のように苦痛なく、病気を治してくれる名医」を探しているという方も現実にいるのです。

統合医療を手がけるわたしのクリニックには、こうした魔法を期待する患者さんも来られます。通常の病院ではあまり手がけないさまざまな補完・代替医療も数多くおこなっているため、それらに期待なさっているのかもしれません。

たしかに他の病院で「どうにもならない」とされた患者さんの病状が、補完・代替医療によって改善した事例はいくつもあります。でも、わたしは西洋医学を否定することはありませんし、書籍などで推奨してきた身体温めや冷え取りといったセルフケアを提案することはありますが、補完・代替医療を積極的にこちらから勧めることはありません。

なぜなら、それは患者さんの意思とは関係ないからです。

最善の治療法を提案するためには、まず、患者さんが何を求めているかを丁寧に聞くことが欠かせません。病気とどう向き合っているのか、どんな人生を歩んでいきたいのか、どんな最期を迎えたいのかを知り、それを最大限尊重するために何ができるか。それを考えることが、わたしたち医者にできる唯一のことだからです。

２０１４年に亡くなられた俳優の菅原文太さんは、２００７年に膀胱がんと診断されたとき「膀胱をすべて摘出する手術」が必要といわれたそうです。いったんは覚悟を決めたものの、全摘後の排泄のために設けられる人工膀胱を見て、がっかりしたといいます。「そんな暮らしは楽しくない」と思い、他の治療法の可能性を探りました。

菅原さんと親交のあった鎌田實医師が打診したうち、９人の医者はみな口をそろえて同じ意見でしたが、10人目に「放射線と陽子線で焼けるかもしれない」という医者に巡り合います。化学療法と併せて放射線照射、最後に陽子線を照射する治療でした。その結果、膀胱を温存したままの治療に成功します。その後は仕事にも復帰なさいました。

菅原さんが膀胱温存療法という新しい治療と出会えたのは「自分はどうしたいか」が

はっきりしており、それに伴うリスクを受け入れる覚悟を持っていたからだと思います。

起業家を支援するアントレプレナーセンター代表取締役の福島正伸さんには『37の病院・医師をまわり 僕はがんを治した』(WAVE出版)という著書があります。

2013年にのどの異変から、中咽頭がんと診断された福島さんは、外科手術をすると社会復帰がほぼ不可能になるといわれ、わたしのクリニックに相談に来られました。コンサルタントとして数多くの研修や講演をこなす身としては、声が出せないのは致命的だと考えて、手術はしないことに決めたといいます。

「どうして、あなたはがんになったと思いますか?」

という、わたしのいつもの質問に最初はびっくりしたそうです。でも、その日の夜のうちに30個以上の原因を列挙したメールを送ってこられ、今度はわたしが驚きました。

そして、こういいました。

「原因がわかっているなら必ず治ります。ただし治すのはわたしではなく、あなたです」

そこから、さまざまな治療法の中から陽子線治療を見つけ出し、同時に他の治療法や民間療法を取り入れ、徹底的にがんと向き合うことで、手術をすることなくがんを治し、見事に社会復帰を果たされました。覚悟を持って、病気と正面から向き合うその姿にはわたしも感動を覚えました。その間、わたしは背中を押し続けただけです。

その後、福島さんとは新しい医療を考える講演やトークショーなどでご一緒するようになりました。今振り返ると、あのがんは、わたしたちを出会わせてくれたようにも思えるのです。

統合医療も魔法ではありません。

必要なのは、こうした方々のように、人生の決定を医者に丸投げせず、自覚的に病気と向き合い、自らが選択していく心がまえを持つことです。それさえあれば、あなたの価値観を理解し、希望に合った処置をしてくれる医者はきっと見つかります。

補完・代替医療を正しく知る

補完・代替医療とは、現在日本の多くの病院で提供されている西洋医学をベースにした通常医療に含まれない、その他の医療・療法全般を指す言葉です。通常医療ではカバーできない部分を補完する医療という意味が込められています。

わたしが携わっている統合医療は、通常医療にこの補完・代替医療を組み合わせたものと一般的にはいわれています。具体的には、西洋医学、東洋医学（漢方、鍼灸、気功など）、アーユルヴェーダ（インドの伝統医学）、ホメオパシー（ドイツで生まれた自己治癒力をつかう同種療法）、アロマテラピー（芳香療法）、内観療法（仏教の修養法「内観」に基づく心理療法）、催眠療法、エドガー・ケイシー療法など、多種多様な医学、療法を取り入れ、さらに患者さんの年齢や性別、性格、生活環境、さらに個人が人生をどう歩み、どう死んでいくかまでを考え、患者さんができる限り悔いのない結果を得られるように診療をおこなっています。

そうすることで、ただ症状だけでなく、患者さんの意思や希望を最大限に重視したテーラーメイドな医療を提供できるからです。

通常医療は、20世紀に大きく発展した西洋医学に基づいています。西洋医学は長いあいだ世界中の人々を悩ませてきた多くの急性疾患や感染症の原因となる病原体を見つけ、その治療法を確立しました。その成果は目覚ましく、今も大いに役立っています。

しかし、西洋医学といえども、万能ではありません。

たとえば生活習慣病などの慢性疾患、精神的な原因で起こる疾患、または末期がんなどについてはまだ治療に苦慮することが少なくありません。原因不明の疾患もまだ多く残されています。

さらにいえば、西洋医学で重視されるのは、病名と症状です。もちろん、患者さん個人の意思や意見に耳を傾けはしますが、実際には、病名と症状を診て、それに対応する一般的な治療法を押しつけてしまうことが多いのが現状ではないでしょうか。

わたしのクリニックでは、同じ病状でも、患者さんによって抗生物質を処方することも、漢方薬を処方することもあります。鍼灸や気功は「薬をつかいたくない」という患者さんにも用いることができるのが利点です。催眠療法は、過去の体験（トラウマ）や、心に抱えた問題が身体に不調をもたらしているときに用いることがあります。心のうちに抱えた悩みを吐き出し、ただ傾聴してもらうだけでも、心身ともに楽になることがあるのは心理学では常識です。

しかし補完・代替医療に対して、懐疑的な立場の人も少なくありません。通常医療に比べ、これらの医療にはいわゆるエビデンス（科学的根拠・裏づけ）となる報告があまり多くないからです。そのため健康保険が適用されず、全額自己負担になってしまうこともマイナスイメージにつながっています。

わたしも西洋医学を学び、実践する医者です。しかし、補完・代替医療にも大きな役割があり、患者さんのためにはこれも積極的に取り入れるべきだと考えています。

医学の世界には、「プラセボ（偽薬）効果」というものがあります。

ご存知の方も多いと思いますが、有効成分のまったく入っていないニセモノの薬でも、本人がそれを知らないで摂取すると「薬を飲んだ」と安心する心理によって、ホンモノの薬と同じような効果があらわれてしまう現象です。病気の種類やさまざまな条件で変化しますが、多くの実験で30～60％の確率で起きることがわかっています。

そのため、新薬をつくるときには、その薬に本当に効果があるのかを調べるために、「二重盲検法」という方法を用いて実験をおこないます。まったく同じ見かけのホンモノの薬とニセモノの薬を用意し、医者にも患者さんにもどちらかは教えず、摂取してもらいます。そして、両グループの効果を比較するのです。ニセモノの薬でも3割程度は効果が出てしまうので、ホンモノの薬に「効果がある」ことを証明するには、それ以上の結果が求められるというわけです。これがエビデンスを高めるための実験で、「飲んだら治った」「たしかに効果があった」という人がいくら多くても科学的に認められないのは、このプラセボ効果があるからです。

プラセボ効果がなぜ起こるのかはまだ解明されていませんが、心理的な暗示や自己治癒力によるものではないかと考えられています。つまり、現代の医学では「人の心には病気を治す力がある」ことが認められているのです。

わたしは、抗がん剤治療をしている患者さんに
「お薬の瓶に『命の水』と直接書くか、紙に書いて貼ってみてください」
ということがあります。
はっきりいっておまじないですが、実際に「副作用があまり出なくなりました」という患者さんがかなりの人数、いらっしゃいます。たとえプラセボ効果であったとしても、お金がほとんどかからず、患者さんの苦痛が改善するのであれば、いいのではないでしょうか。わたしはそう考えます。

たしかにエビデンスは大切です。とりわけ保険診療のようにみんなが出し合ったお金を公平につかう医療の場では、そうした科学的な根拠は欠かせないでしょう。現在の主流であるＥＢＭ（Evidence-Based Medicine ＝根拠に基づく医療）は、医者にとっても、納得できる医療が提供できるというメリットもあります。
しかし、真の医療とは、医療従事者の満足を目指すものではありません。患者さんひとりひとりの満足を目指すものです。患者さんがご自身の価値観に基づいて人生を全う

するために、エビデンスは必ずしも必要とは限りません。

先に序章でご紹介した乳がんの患者さんには、命よりも優先したいものがありました。エビデンスを優先すれば、彼女の選択はもちろんあり得ません。わたしもそう伝えましたが、どうすることがベストなのかを決めるのは患者さん本人なのです。ご家族の意向も重要ですが、医者が無理強いすることはできません。

だからこそ、病気と向き合っている患者さんの意思や希望を聞きながら、ご本人が納得できる形での医療サポートを提供することが、統合医療の本質なのです。

とはいえ、世の中には悪い人がいるのも事実です。補完・代替医療の世界も例外ではありません。

あまりにも法外な治療費を請求したり、苦しんでいる患者さんを特定の治療に依存させ、医学的に明らかに有効な薬や治療をやめさせてしまうといったケースが起こることがあります。

このようなケースは統合医療の目指す「患者さんのための医療」とはまるでかけ離れ

ているといわざるを得ません。

こうしたフェアでない治療を、わたしはお勧めしません。

補完・代替医療の実践例、催眠療法とは

統合医療のクリニックではさまざまな治療がおこなわれています。一括りに説明するのはかなり難しいのですが、少しでも具体的に知っていただくために、わたしが最近取り入れている催眠療法の例を紹介してみましょう。

催眠療法（ヒプノセラピー）は、患者さんを変性意識状態に導き、潜在意識のフタを開けるものです。これは意識も判断力もある状態で、舞台などでショーとして披露される催眠術とは違い、ぐたっと眠ってしまうわけではありません。

わたしたちが普段意識しているのは、意識の表にある顕在意識だけで、それは海上に浮かぶ氷山の一角に過ぎないと考えられています。その水面下にあるのは、自分では気

づけない広大な無意識の領域です。それが潜在意識と呼ばれるもので、そこに通じるフタを開くことで、病気の原因を見つけたり、不安を解消することができます。

正直、最初は少々いかがわしい印象がありました。でも村井啓一先生という方に会って、セミナーの印象を「変性意識状態で浮かぶイメージは、単に個人的な思い込みということはありませんか？」と聞いたら、「そうかもしれませんが、それでもいいんです」といわれたのです。それは「結果として、本人が良い方向に進めるようになるものを無意識から引き出せるのなら価値がある」という意味だとわたしは捉えました。一種のイメージ療法のようなものだというわけです。ああ、そうかと思い、統合医療の医者として取り入れてみよう、と学ぶことを決め、ヒプノセラピスト（催眠療法士）の認定を受けました。

例をとれば、退行催眠（過去に戻る催眠）で、小学校1年生のときの教室に戻ると、自分の席の前後左右にいた友だちの名前がスラスラ出てきたりします。

普通、そんな些細なことは覚えていません。しかしそれは顕在意識のことで、潜在意識ではちゃんと覚えていることがわかります。催眠療法でフタを開けると、そうした情報が出てくることがあるのです。

退行催眠を用いて、原因不明の痛みのルーツを探るため、過去にさかのぼることもあります。タイムマシンのように原因を探しにいくわけです。すると、忘れていたケガの記憶を思い出すことがあります。潜在意識では覚えていたわけです。そのイメージの中で、過去のケガをその場で治し、変性意識状態から戻すと、痛みが消えたりします。

「親に愛されていない」というトラウマを抱えていた方に、退行催眠で子どもに戻ってもらい、イメージ上のお父様に謝ってもらったこともあります。「自宅に帰ったとき、現実の父が反省して変わっているとは思えません。それでも吹っ切れて、すごくすっきりしました」といってくれました。

驚異的だったのは、ある不妊症の患者さんです。退行催眠を希望されて、わたしのところに来られました。

「自分はとても幸せな少女時代を過ごしたので、そのときの気持ちをもう一度思い出して、自分の子どもにも味わわせてあげたい」

というのがその理由です。

ところが、実際に催眠状態に入ると意外なことが起こりました。

潜在意識から浮かび上がったイメージは、ポツンとひとりぼっちの女の子が親にかまってもらえず、泣いている姿だったのです。「さみしい」というので、催眠の中で両親を呼んで、十分に謝ってもらい、本人が満足するまで、思う存分遊んでもらいました。

この治療後しばらくして、妊娠・出産できたという報告がありました。

もちろん実話ですが、人間の心の不思議さには驚くばかりです。

催眠療法には、忘れてしまった過去の出来事だけでなく、前世や未来にいくものもあります。専門的には「集合的無意識」（心理学者ユングが提唱した、個人の経験を超えた意識領域）にアクセスすると考えるのですが、信じられない方は、脳内のイメージ療法だと捉えればいいでしょう。

その一例が、臨死体験です。

催眠状態で前世に戻り、死を体験してあの世に行き、また戻ってくることができます。死への恐怖があまりにも強い患者さんが希望する場合におこなう治療です。

この治療を受けた患者さんには、あの世の印象を必ず聞きます。

みなさん、口をそろえて「とても明るい、心地いいところでした」「あんなに居心地のいいところならいつでも行きたいです」と答えます。

怖かった、気分が悪くなったとおっしゃった方は、わたしの知る限り、1人もいません。

こんな事例もあります。

急な病気で夫を亡くされ、何年経っても悲しみが癒えず、泣き暮らしていた方でした。

いろいろお話をしたのですが、ご主人のこととなると涙が止まらず、どうにも解決しません。普段、こちらからこうした特殊な治療を提案することはないのですが、この方には必要なのではと思い、こう聞いてみました。

「亡くなったご主人に会ってみますか？」

すると、ピタッと泣き止んだのです。

「会えるんですか？」

「あくまでも、あなたの意識内での再会ですが」

催眠療法に、イメージの中で死者を呼び出し、対話してもらう方法があるのです。その説明をしたら「ぜひ」とのお答えでした。

催眠状態での対話は至ってシンプルなものでした。

「どうして死んだの？」「そんなこというなよ」なんていう、どこにでもありそうな夫婦のやりとりです。「あなたのせいでこうなったのよ」と怒ると「そんなこというなよ。いずれまた会うんだからさ」といわれたそうです。

催眠状態から戻すと、第一声は「乗せられないつもりだったのに、乗ってしまいましたね」というものでした。変性意識状態でも、自分の会話はしっかりわかっていたのでしょう。でも、施術の効果は明らかでした。

「わかりました。先生、いつでも会えるんですね」

もう泣いてはいなかったのです。

「そうですね。こういう方法をつかえば、イメージの中でなら」

「それでもいいです。いつでも会えるなら、一生懸命生きていきます。そうでないと主人に怒られちゃうから」

そう笑って帰っていきました。

こうした方々を見ていると「魂は永遠だ」と考えることが、死を受け入れるうえで有効になることが多いなとつくづく感じます。

繰り返しになりますが、催眠療法で得られるイメージや体験が本当なのかどうかは、わたしにはわかりません。証明することもおそらくできないでしょう。また、催眠療法は心理学に基づいた技術の1つであり、超能力のようなものでもありません。むしろ、そういった特別な能力のない医者だからこそ、この方法をつかって患者さんのためにできることがある、という思いで取り入れたものです。

ですから、補完・代替医療は、原則として、患者さん本人が希望するときにだけ、施術しています。

先にも書いたように、わたしは患者さんに必ず「病気になったのには原因があるはずです」といいます。生活習慣病は当然ですが、わたしはがんも同じだと考えています。病気になったのには、何かしら理由がある。ですから余命宣告を受け、もはや有効な治療法が見当たらないという患者さんには、こう聞くことがあります。

「あなたが、この病気で死ななくてはならない理由はなんでしょう?」

もしかしたら、ご本人には原因に心当たりがあるかもしれません。それを見つけ、取り除くことができれば、治るかもしれない。メカニズムが科学的に証明できなくても、プラセボ効果に過ぎなくても、ご本人のＱＯＬとＱＯＤを高めることができるのなら、意味があるのではないかとわたしは考えます。

催眠療法は、その原因を探す手段の１つなのです。

第3章

延命治療をどうするか決めよう

延命治療の方針を決めておけば、自分と家族の精神的な負担が減る

最期の瞬間が訪れる前に考えておきたいことの1つに、延命治療の方針があります。

延命治療とは、病状が回復する見込みがなく、死期が迫っている、いわゆる「終末期」にある患者さんの生命維持を目的とした医療行為のことです。

現在の医療では、そうした状態にある人もかなりの期間、生かし続けることが可能になっています。意思表示のできない状態であっても、体内に酸素を送り込む人工呼吸器、胃に穴をあけてチューブで栄養を摂取させる胃ろうといった処置を施せば、生命を維持することができるのです。

こうした延命治療は「どんな手段をつかってでも少しでも長く生きていたい」と思っている方やご家族にとっては朗報でしょう。その意思は、尊重されるべきだと思います。

しかし、その一方で「スパゲッティ症候群」（患者さんが治療や救命処置のために、大量のチューブやコードにつながれた状態になること）という言葉が生まれているよう

に、「回復の見込みがないのなら、そうした延命はせず、安らかに最期を迎えたい」と考える方も数多くいらっしゃいます。意識調査をおこなうと、むしろ後者の声のほうが多いようです。

病院という場所で最優先されるのは、命を救うことです。延命の可能性があれば、特別な事情がない限り、医者は必ず延命処置をおこないます。延命を実施しないという判断ができるのは、基本的に本人と家族だけです。患者さんの意思を確認することが難しい場合は、家族がその難しい判断を迫られることになります。一刻を争う状況で、家族の立場から「延命をしない」という決断を下すのは容易ではないでしょう。

その一方で、延命処置は、いったん始めると中止するのは非常に難しくなります。延命治療につかわれる生命維持装置を外すことは明らかな死を意味するからです。チューブとコードにつながれた状態で闘病を続ける姿を見てから後悔しても、家族はもちろん、法的責任を問われる可能性のある医者にとっても、延命中止という決断は非常に重いものになるといえます。

「寝たきりになったら、自分は延命をしなくていい」

「回復の見込みがないときは、延命はしないで欲しい」

もしご本人が、家族や周囲の人たちに事前に一言伝えていれば、こうした負担はずいぶん小さくなります。意思がはっきりわかっていれば、確信をもって対処できるからです。のちほど解説しますが、口頭で伝えるだけでなく、文書でも明確に意思をあらわしておくことができれば、なお確実です。

逆に、本人の意思がわからない場合、代わりに重大な決断をしなければならない家族に大きな心理的な負担がかかります。

「あの選択は、本当に良かったのだろうか」

「元気なうちにちゃんと意思を確認しておけば良かった」

患者さんが亡くなったあとも、こんなふうにいつまでも悩み続けることがあるのです。

「重い病気になったら真剣に考えよう」「身体が弱ったら考えなくてはいけないな」と思っている方もいらっしゃるかもしれません。しかし、わたしの知る限り、がんで余命宣告を受けた患者さんのご家族は、むしろこうした話題を避けがちになることが多いようです。「縁起でもない」という気持ちから、本人も周囲も深刻な話題を切り出しにくくなるのでしょう。これは寝たきりの高齢者と同居する家庭でも同じです。

ですから、延命について考え、家族や親しい人たちでその考えを共有し、意思を文書にしておくのは「まだまだ先のことだ」と感じているぐらい元気なときにおこなっておくのがベストだといえます。家族同士で意見が異なることも少なくないので、しっかり話し合っておくべきです。

死について考えるのに、早いということはありません。どんな人でも、いつか、必ずその瞬間は来るのです。

積極的安楽死と消極的安楽死（尊厳死）

延命治療の拒否について、もう少し詳しく見ていきましょう。

まず、延命処置がおこなわれる場面には、大きく分けて2通りがあります。

1つは「救命」と呼ばれるようなケースです。

脳卒中や心筋梗塞のような急性疾患や、不慮の事故などである日突然、命の危機にさらされた場合におこなわれる延命治療がこれにあたります。このケースは、患者さんを蘇生させることで、次の治療（緊急手術など）へとつなげることが目的です。生命維持というよりも、蘇生のための延命処置といえるでしょう。

もう1つは「終末期や臨終時の延命」のケースです。

がんのような慢性疾患が進行し、回復が困難になったいわゆる終末期や、高齢の方が衰弱し最期がいよいよ近づいた場合におこなわれる延命治療がこれにあたります。本書でいう「延命」は、基本的にこちらのケースについてです。

病状が回復する見込みがなく、終末期にあることがわかった場合、延命治療をどうするかは、本人にとっても家族にとっても重要な選択です。

ここで「延命治療を拒否する」という選択をするのは、いわゆる安楽死を選ぶということになります。安楽死には「積極的安楽死」と「消極的安楽死」の2つがあります。前者の積極的安楽死は、本人の意思に基づき、医者などの第三者が薬物を投与して積極的に死期を早めるものです。カナダ、オランダ、ベルギー、ルクセンブルク、アメリカの一部の州などで合法化されていますが、日本では認められていません。過去には、これをおこなった医者が殺人罪に問われたこともあります。

日本で選択可能なのは後者の「消極的安楽死」です。これは積極的な延命治療をおこなわないことで、消極的に安楽死を迎えるというものです。現在、日本で「尊厳死」と呼ばれているものも、事実上、この消極的安楽死と考えて差し支えないでしょう。

公益財団法人日本尊厳死協会は、尊厳死を「不治で末期に至った患者が、本人の意思に基づいて、死期を単に引き延ばすためだけの延命措置を断わり、自然の経過のまま受け入れる死のこと」と定義しています。

日本でも延命治療や安楽死についての議論は活発におこなわれ続けていますが、アメリカの多くの州で制定されている「尊厳死法」の制定には至っていません。それでも2007年に厚生労働省が定めた「終末期医療の決定プロセスに関するガイドライン」で、一定の条件を満たした場合は延命治療を中止できるという方針が示されたことで、日本救急医学会も従来の方針を変更した提言（「救急医療における終末期医療に関する提言〈ガイドライン〉」）を出すなど、延命治療の選択肢は増えてきています。

とはいえ、いくら国や学会が方針を示しても、現実に、延命治療中の患者さんから人工呼吸器や人工心肺を取り外すのはやはり非常に重い行為です。家族の同意はもちろんのこと、病院側との丁寧な話し合いも欠かせません。

だからこそ、書面による意思表示が大きな意味を持つのです。

延命治療についての意思表示「事前指示書」と「リビング・ウィル」

延命治療についての意思をあらかじめ示しておく文書として、医療関係者に広く知られているものに「事前指示書（ＤＮＡＲ：Do Not Attempt Resuscitation ＝蘇生処置不要指示）」と「リビング・ウィル（ＬＷ：Living Will ＝尊厳死宣言書、終末期医療における事前指示書）」があります。

事前指示書（ＤＮＡＲ）は、英語の表記の通り、心臓や呼吸が止まった際の蘇生処置を実施しないで欲しいという意思を示す文書です。尊厳死法のある欧米では実施のためのガイドラインが整備され、法的な効力も確定しています。しかし、日本ではまだそのあたりが曖昧なため、医療機関や医者によって対応にかなりバラツキがあるようです。

とはいえ、病気や年齢で回復の見込みがない患者さんご本人がその意思を明確に示し、家族や医者、介護に関わる人たちと話し合ったうえで作成すれば、最大限意思に沿った処置をしてくれるはずです。

リビング・ウィル（ＬＷ）も、臨終間際になったときの延命処置についての意思を、元気なうちに示しておく文書です。回復の見込みのない延命処置は断わり、自然死、平穏死を望むものだと考えればいいでしょう。

先にも触れた、公益財団法人日本尊厳死協会という団体では、このような希望を持つ方々を支援するためにリビング・ウィルの発行や管理、法制化に向けた働きかけをおこなっており、10万人以上の会員がいるといいます。

この協会発行のリビング・ウィルは「不治の状態であり、既に死が迫っていると診断された場合には、ただ単に死期を引き延ばすためだけの延命措置はお断りいたします」というかなり包括的な内容です。そこで２０１８年からはさらに詳しく意思を示すための「私の希望表明書」という保管文書も用意されています（参考：公益財団法人日本尊厳死協会　https://songenshi-kyokai.or.jp/）。

こうした事前指示書、リビング・ウィルを利用するのもいいですが、いちばん重要なのはあなた自身の意思がきちんと示され、それについて家族や主治医と丁寧に話し合いがおこなわれ、いよいよというときには周囲が困惑することなく、スムーズに実現されるようにしておくことです。

そのために必要な内容をわたしがまとめた、オリジナルの「リビング・ウィル」を本書の巻末に掲載しました。一口に延命治療といっても、人工呼吸器、胃ろう、人工透析などさまざまなものがあります。この章でそれぞれについて概要を解説しますので、自分で考え、意思を決める参考にしてみてください。このリビング・ウィルにはあなたの死後のことも含まれていますので、次章の内容も参考になると思います。

なお、このリビング・ウィルの内容は、定期的に見直すことが非常に大事です。自分の延命治療をどうしたいかは、元気なとき、病気にかかったとき、家族の健康に問題が生じたとき、新型コロナのような感染症が流行っているときなどで、当然変わっていくものです。その都度修正し、バージョンアップすることが欠かせません。

家族や周囲の人と共有し、できれば主治医や専門家などと相談しながら考えるのがベストです。これは、死と向き合う覚悟をつくることにもなるはずです。

先延ばしにする理由は1つもありません。元気な今こそ、考えるチャンスです。

続けて、延命治療の具体的な内容について解説します。

延命治療は大きく、蘇生と生命維持の2つに大別されます。基本となる延命治療の実際について考えるきっかけにしてください。

心肺停止の場合の延命治療（蘇生処置）

心肺停止とは、心臓と呼吸（肺）がともに停止し、意識がなくなっている状態のことです。主に事故や命に関わる重い急性疾患（脳卒中、心臓病など）、または慢性疾患（がんなど）の終末期に心肺停止状態になることがあります。

心臓が停止すれば体内に血液が流れなくなり、およそ4〜5分後には脳は回復不可能な障害を受けます。つまり、死がまさに目前まで迫っている状態です。

そのため、心肺停止状態になったら、医者はできるだけすみやかに心臓マッサージなどで心臓の圧迫を繰り返し、あいだに人工呼吸をはさむ延命治療を施します。心肺停止の場合におこなわれるこうした処置は、基本的に蘇生処置といえるでしょう。

心臓マッサージのことはみなさんご存知でしょう。ただ、実際の様子をご覧になったことのある方は少ないかもしれません。現実の心臓マッサージは、テレビドラマで描かれるようなソフトなものではありません。

患者さんの身体の下に硬い板を敷き、胸の中央に手のひらの基部（つけ根）をあてます。その状態で、肘を伸ばしたまま、垂直に、自分の全体重をかけ、胸が4～5センチ沈むまで強く圧迫する。これを1分間に100回のペースでおこないます。肋骨が折れることもありますが、心肺停止状態ではとにかく心臓を動かすことが最優先なのです。

AED（Automated External Defibrillator ＝自動体外式除細動器）も、心肺停止時の蘇生に用いられる医療機器です。最近では公共施設や駅、空港、ショッピングセンターなど、さまざまな場所に設置されるようになったので、見たことのある方も多いでしょう。もしかしたら使い方を体験する救急講習会に参加したことがある方もいらっしゃるかもしれません。

心停止といっても心臓が完全に停止している状態ばかりとは限りません。「心室細動」と呼ばれる心臓が小刻みに震えることで、血液を送り出せなくなってしまう不整脈の一種によるものも、心臓から血液が送り出せないという意味で心停止として扱います。この場合、電気ショックを与えることで、心室細動を止め、正しい心臓のリズムに戻すことができるのです。AEDは心臓の状態を自動的に判断するので、一般の方でも使用できます。AEDの普及は少なくない人の命を救っていますが、すべての心停止に有効なわけではありません。また、完全な心停止の場合、蘇生には至らないこともあります。

このように、心停止時の心臓マッサージ、AEDはいずれも蘇生処置としておこなわれるものです。まず蘇生させてから、その後の治療につなげることが目的だといえるでしょう。ですから、事故や急性疾患の患者さんの救命治療としては非常に有効です。

考えておきたいのは、この患者さんが病状の回復する可能性のない末期がんのような慢性疾患の終末期にある場合です。この場合、心停止になって、たとえ心臓マッサージで一時的に心拍が戻ったとしても、がんそのものが改善したわけではありませんから、すぐにまた心停止になることが予測されます。このようなケースでおこなう延命治療は救命のための蘇生処置というより、生命維持処置だといえるでしょう。

こうした終末期のがんなどで危篤状態に陥った患者さんに対し、ご家族が「なんとか病院に駆けつけるまでは生かして欲しい」と望むケースがあります。マッサージという形であっても、心臓を動かしてさえいれば、死とはならず、身体にぬくもりも残るというのがその大きな理由です。医者としては正直複雑な気持ちもありますが、ご家族が望む以上、止めることはできません。

大切な家族に対してならば、そんな気持ちになることもわかります。しかし、もし自分がこの患者さん本人だったら、どうでしょうか。このような延命治療を望むか、そうではないかを考えてみてください。

心臓の機能を維持する延命治療（生命維持処置）

心臓マッサージやＡＥＤによって心肺停止状態から蘇生できたとしても、心臓が十分に機能しない場合があります。心臓は血液を全身に循環させるポンプですから、その機能を高める昇圧薬（血圧を上昇させる）や強心薬（心臓の収縮を強める）が投与されます。

また、心機能を機械によって維持し続ける必要がある場合は、補助人工心臓、大動脈バルーンポンプカテーテルといった補助循環装置、また不整脈が原因の場合は、電気刺激で拍動を促すペースメーカーを取りつけるといった治療がおこなわれます。こうした装置による治療は、患者さんの心機能を保つための生命維持処置といえるでしょう。

ペースメーカーには体外型と埋込型があり、一時的に心機能を補いたいときは体外型を用いますが、恒常的に必要な場合は外科手術によって体内に取りつける埋込型のものがつかわれます。埋込型のペースメーカーをつかうことで社会復帰を果たす方も少なくありません。ただし電池を交換する必要があるため、定期的な再手術が必要です。

補助循環装置、ペースメーカー（埋込型）は、基本的に一度つけたら、一生外すことはありません。この延命治療によって、社会に復帰したり、次の治療につながるケースもありますが、回復する見込みのない患者さんや高齢者にとって本当に必要なのかどうかは、本人の意思を尊重し、慎重に考慮する必要があるでしょう。

自分にとって本当に必要な治療なのか、年齢や健康状態を考えながら、そのときの自分の意思を示しておくのがベストです。

呼吸を維持する延命治療（蘇生処置、生命維持処置）

体外から酸素を取り入れ、体内の二酸化炭素を吐き出す肺の機能がうまく働かなくなることを「呼吸不全」といいます。さまざまな原因で起こりますが、呼吸不全によって体内の酸素が極端に不足すると、他の臓器もうまく機能しなくなりますから、まさに命に関わる事態です。

呼吸に関する延命治療も、蘇生処置と生命（呼吸）維持処置に分けられます。

蘇生のためにおこなわれる処置の代表的なものは気管内挿管です。呼吸が停止した状態で救急搬送されてきた患者さんの口や鼻にチューブを挿入し、気道（呼吸をするために必要な空気の通り道）を確保して、呼吸を蘇らせます。

呼吸が回復したら、次は呼吸維持（生命維持処置）です。

長時間チューブを入れたままにしていると喉頭（気管の入り口付近）が腫れたり、感染症を引き起こす危険があるので、早めに抜く必要があるのです。自発呼吸（自力での呼吸）が可能な場合は、酸素マスクまたは酸素吸入器（鼻から管を通して酸素を送り込む医療機器）が装着されます。

もし自発呼吸が維持できないときは、人工呼吸器の出番です。初期は気管内挿管のチューブにつなぐこともありますが、3日を超えると喉頭粘膜に障害が発生するため、3日を超えて人工呼吸器管理が必要な場合は頸部（首）の一部から気管を切開し、直接チューブを入れることで気道をつくり、呼吸を維持します。呼吸不全が非常に重い場合は、COVID－19治療で広く知られるようになった人工肺とポンプを用いたECMO

（エクモ＝体外式膜型人工肺）という最新機器も用いられるようになりました。

これらの生命維持処置は、患者さんの呼吸を維持するという意味では非常に有効です。しかし、そのまま呼吸機能が回復せず、患者さんの病状回復や社会復帰も望めないという場合は、ただ生かし続けるだけの延命治療になる可能性があります。

そうしたケースでは、どこかの段階で「人工呼吸器を外す＝延命治療を中止する」という非常に重い選択をしなくてはなりません。


日本では近年、人工呼吸器による延命治療を中止した医者が殺人容疑をかけられ、裁判になるという事例が相次いでいました。先にご紹介した厚生労働省の「終末期医療の決定プロセスに関するガイドライン」は、そうした状況に対応するために定められたものです。この指針は２０１５年に「人生の最終段階における医療の決定プロセスに関するガイドライン」に名称変更され、２０１８年には在宅医療・介護の現場での活用や、家族などとの事前の話し合いなどを重視するよう、さらに改訂、名称も「人生の最終段階における医療・ケアの決定プロセスに関するガイドライン」と変更されています。

人生の最終段階における医療・ケアの決定プロセスに関するガイドライン

厚生労働省　改訂平成30年3月

1. 人生の最終段階における医療・ケアの在り方

①医師等の医療従事者から適切な情報の提供と説明がなされ、それに基づいて医療・ケアを受ける本人が多専門職種の医療・介護従事者から構成される医療・ケアチームと十分な話し合いを行い、本人による意思決定を基本としたうえで、人生の最終段階における医療・ケアを進めることが最も重要な原則である。

また、本人の意思は変化しうるものであることを踏まえ、本人が自らの意思をその都度示し、伝えられるような支援が医療・ケアチームにより行われ、本人との話し合いが繰り返し行われることが重要である。

さらに、本人が自らの意思を伝えられない状態になる可能性があることから、家族等の信頼できる者も含めて、本人との話し合いが繰り返し行われることが重要である。この話し合いに先立ち、本人は特定の家族等を自らの意思を推定する者として前もって定めておくことも重要である。

②人生の最終段階における医療・ケアについて、医療・ケア行為の開始・不開始、医療・ケア内容の変更、医療・ケア行為の中止等は、医療・ケアチームによって、医学的妥当性と適切性を基に慎重に判断すべきである。

③医療・ケアチームにより、可能な限り疼痛やその他の不快な症状を十分に緩和し、本人・家族等の精神的・社会的な援助も含めた総合的な医療・ケアを行うことが必要である。

④生命を短縮させる意図をもつ積極的安楽死は、本ガイドラインでは対象としない。

2. 人生の最終段階における医療・ケアの方針の決定手続

人生の最終段階における医療・ケアの方針決定は次によるものとする。

(1) 本人の意思の確認ができる場合

①方針の決定は、本人の状態に応じた専門的な医学的検討を経て、医師等の医療従事者から適切な情報の提供と説明がなされることが必要である。

そのうえで、本人と医療・ケアチームとの合意形成に向けた十分な話し合いを踏まえた本人による意思決定を基本とし、多専門職種から構成される医療・ケアチームとして方針の決定を行う。
②時間の経過、心身の状態の変化、医学的評価の変更等に応じて本人の意思が変化しうるものであることから、医療・ケアチームにより、適切な情報の提供と説明がなされ、本人が自らの意思をその都度示し、伝えることができるような支援が行われることが必要である。この際、本人が自らの意思を伝えられない状態になる可能性があることから、家族等も含めて話し合いが繰り返し行われることも必要である。
③このプロセスにおいて話し合った内容は、その都度、文書にまとめておくものとする。

（2）本人の意思の確認ができない場合
本人の意思確認ができない場合には、次のような手順により、医療・ケアチームの中で慎重な判断を行う必要がある。
①家族等が本人の意思を推定できる場合には、その推定意思を尊重し、本人にとっての最善の方針をとることを基本とする。
②家族等が本人の意思を推定できない場合には、本人にとって何が最善であるかについて、本人に代わる者として家族等と十分に話し合い、本人にとっての最善の方針をとることを基本とする。時間の経過、心身の状態の変化、医学的評価の変更等に応じて、このプロセスを繰り返し行う。
③家族等がいない場合及び家族等が判断を医療・ケアチームに委ねる場合には、本人にとっての最善の方針をとることを基本とする。
④このプロセスにおいて話し合った内容は、その都度、文書にまとめておくものとする。

（3）複数の専門家からなる話し合いの場の設置
上記（1）及び（2）の場合において、方針の決定に際し、
- 医療・ケアチームの中で心身の状態等により医療・ケアの内容の決定が困難な場合
- 本人と医療・ケアチームとの話し合いの中で、妥当で適切な医療・ケアの内容についての合意が得られない場合
- 家族等の中で意見がまとまらない場合や、医療・ケアチームとの話し合いの中で、妥当で適切な医療・ケアの内容についての合意が得られない場合等

については、複数の専門家からなる話し合いの場を別途設置し、医療・ケアチーム以外の者を加えて、方針等についての検討及び助言を行うことが必要である。

こうしたガイドラインの整備によって、現在では、家族などの同意があれば、延命治療の中止が認められるようになっています。しかし、人間の生死に直接関わる決定をするのは、家族はもちろんのこと、医者をはじめとする医療・ケアチームの専門家にとっても非常に重いものです。こうした人たちの心理的負担を少しでも軽くするためにも、事前に自分の意思を示しておくことが何より大切だといえるでしょう。

人工呼吸器とECMOは、新型コロナウイルス感染症対策でも大きな注目を浴びました。イタリアやスペイン、アメリカのニューヨークなどではこれらの機器が足りなくなる可能性が取り沙汰され、「医療崩壊」が起きるのではないかと不安視する声が高まったからです。

医者が患者の優先順位をつけざるを得ないような事態も想定されたといいます。幸い日本では、今のところ危惧されたような事態にはなっていませんが、そうした不安が生じることになった一因は、延命治療に対する議論不足ではないかと、わたしには思えてなりません。

新型コロナウイルス感染症の重症化が問題になった状況下、大阪大学大学院人間科学研究科附属未来共創センター招聘教授で、循環器科専門医の石蔵文信さんが、集中治療を譲る意思を示す「譲《ゆずる》カード（正式名：集中治療を譲る意志カード）」というものを提案したのをご存知でしょうか。「新型コロナウイルス感染症で人工呼吸器や人工肺などの高度治療を受けている時に機器が不足した場合には、私は若い人に高度医療を譲ります」と書かれた意思表示カードです。新聞などでも報じられましたが、残念ながら、ほとんど利用されていないと聞いています。死ぬ覚悟を持たないことが一般的な現代社会において、命の選別を自らがおこなうのは難しいかもしれません。

しかしながら、末期がんなどで回復することがほとんど望めない状況であれば、人工呼吸器もＥＣＭＯも延命処置ということになるのです。

必要な延命治療はもちろん大切なものです。しかし、本人の望まない延命に対し、はっきり意思を示せる社会になれば、もっと建設的な対応ができるのではないでしょうか。

栄養・水分補給による延命治療（生命維持処置）

心臓と肺の機能が保たれていても、自力で栄養や水分を摂取できなくなるケースがあります。その場合は人工的に栄養を補給することで、たとえ寝たきりであっても生命を維持することが可能です。

栄養や水分は通常、口から食事の形で摂取します。それが難しい場合は、静脈、鼻、胃などから摂る処置がとられます。いずれも蘇生ではなく、生命維持処置です。

静脈から栄養を摂る方法を経静脈栄養といいます。いわゆる点滴です。

経静脈栄養には、腕や足などにある細い静脈（末梢静脈）に刺した針から栄養を投与する末梢静脈栄養（ＰＰＮ：Peripheral Parenteral Nutrition）と、首や鎖骨の下、太もものつけ根などにある太い静脈（中心静脈）に入れたカテーテルから投与する中心静脈栄養（ＴＰＮ：Total Parenteral Nutrition）があります。前者は水、電解質（ミネラル分）などしか投与できず、十分な栄養は補えないので、手術後など、食事のできない期間が数日程度の一時的な処置で、長期間にわたるときは後者が選択されます。ただし中心静脈栄養は、細菌感染による敗血症などの合併症を起こしやすいのがデメリットです。

鼻から栄養を摂る方法は、経鼻栄養と呼ばれます。鼻から胃管というチューブを入れ、胃に直接、流動食を入れるものです。ただ非常に不快に感じる患者さんが少なくないので、近年はあまりおこなわれず、胃から摂取する処置が普及しています。

胃から栄養を摂る方法は、胃ろうと呼ばれます。胃にカテーテルを入れ、栄養と水分を補給するものです。内視鏡手術が発達したことで、今では15分程度の手術（ＰＥＧ＝胃ろう造設術）で、胃に小さな穴を開け、体外につながるカテーテルをつけることが可能になっています。患者の苦痛が少なく、導入しやすい栄養法として、日本では２０００年代より急速に普及するようになりました。

口から食事を摂ることが難しくなる原因は、病気やケガなどさまざまです。

近年、日本で急増しているのは高齢者の認知症をきっかけとしたケースです。そもそも高齢者は嚥下機能（口中で噛み砕いた食べ物を喉の奥まで飲み込んで胃に送り込む働き）が弱くなりやすいものですが、認知症が進行したり、脳梗塞を患ったりすると、食事と一緒に細菌が気管に入ってしまう誤嚥性肺炎が起こりやすくなります。これが死に直結することも少なくなく、高齢者の死因の上位となっているのです。

そこで、こうしたリスクのある高齢者に早めに胃ろうを施すことが増えています。誤嚥の可能性が低くなるだけでなく、病院や介護する家族、スタッフにとっては食事介助の必要がなくなるというのも大きなメリットです。

しかし、この処置には、激しい議論があります。

胃ろうによる栄養補給で体調が回復し、リハビリで嚥下機能を取り戻し、口から食物を摂られるようになる患者さんがいる一方で、最後まで嚥下機能が回復せず、胃ろう状態が死の瞬間まで続いてしまう患者さんも少なくないのです。むしろ前者よりも後者のほうが多いのではないかという声が現場では聞かれます。

それだけでなく、胃の内容物がまだ消化されずに残っている状態で栄養を補給してしまうと、まれに食道に逆流し、逆流性の誤嚥を引き起こすことがあります。その結果、せっかく胃ろうにしたのに、誤嚥性肺炎が起きてしまうことがあるのです。また体内の水分量が多くなりやすいので、心臓や肺に負担がかかってしまう可能性も指摘されています。

こうしたデメリットに加え、わたしがもっとも懸念するのは「食べる喜び」という視点です。

わたしたち人間にとっての食事は、単なる栄養補給の手段ではありません。食事は、料理の見た目、味わい、匂い、温度、歯ごたえ、喉ごしなどを体験する日々の楽しみです。さらにいえば、美味しい料理を食べることは、それをつくってくれた人への感謝や交わした会話、思い出などにも関わる、大きな喜びといってもいいでしょう。

残念ながら、毎日決まった時間に栄養剤をチューブから補給する胃ろうに、こうした楽しみの要素はありません。この処置によって、病状が改善したり、リハビリを経て再び食事を摂れるようになるのならいいのですが、その可能性の低い患者さんに胃ろうをおこなうことは本当にＱＯＬ、ＱＯＤを高めているといえるのでしょうか。
この視点も十分に考慮されるべきだと、わたしは思います。

寝たきりになった家族の胃ろうを拒否したり、中止するのは、餓死させることと同じではないかと思われるかもしれません。しかし、人間の身体は病状が重篤になり、死期が近づくと、徐々に栄養を必要としなくなっていきます。胃ろうをはじめとする栄養補給処置は、身体が拒否をしているのに、無理に栄養を補給していると考えることもできるのです。ですから、栄養が足りなくなって亡くなると考えるか、命を終えようとしているからもう栄養は必要ないと捉えるのかは、文化や死生観の違いともいえるでしょう。わたしは、回復の見込みのない患者さんの場合、後者のほうがより「自然な死」と呼べるのではないかと考えています。

胃ろうの拒否は、基本的には栄養を補うことの拒否ともいえますから、死を選択したこととなります。その場合、おこなわれるのは点滴による水分や電解質の補給のみです。病状によっては点滴を徐々に減らしたり、止めるという選択もあり得るでしょう。そうすることで患者さんは意識レベルが徐々に下がり、苦しむことなく死を迎えることができるのです。

これらの人工栄養に関しても、厚生労働省は2011年に指針案を公表し、翌年、日本老年医学会が「立場表明2012」として、胃ろうなどの経管栄養と人工呼吸器の装着は慎重に検討することと、差し控えと中止も選択肢として考慮する、と表明しています。この表明に法的な拘束力はありませんが、寝たきりの高齢者に胃ろうを施さないことで医療や介護の関係者が保護責任者遺棄致死に問われる可能性はほとんどなくなったといえるでしょう。

とはいえ、家族といえども本人の意思表示がない場合、確実に死んでしまう道を選択するにはそれ相応の覚悟が必要です。人工栄養を実施する、しないの選択も、あらかじめ本人がはっきり意思を示しておくことが、誰にとってもいちばん良いことなのは変わりません。

その他の延命治療（人工透析、輸血）

人工透析は、腎機能（腎臓の機能）が低下している腎不全患者さんの血液をきれいにする治療です。ほとんどが血液透析と呼ばれるもので、人工腎臓のフィルタ（ダイアライザ）を通し、老廃物や余分な水分を取りのぞく治療を1回4～5時間、週に3回、通院しておこないます。この治療によって腎機能が回復することはありませんから、基本的に生命維持処置の1つといえるでしょう。

腎臓の障害にはさまざまな原因がありますが、近年増加しているのは、糖尿病のような生活習慣病による腎機能低下です。腎臓や糖尿病の専門家が管理することで透析導入時期は遅くなっており、人工透析開始時期も高齢化しています。現在、日本では毎年約4万人の方が血液透析を始めており、総数は30万人以上にのぼります。高齢者の場合、その割合は100人に1人です。みなさんのまわりにも、透析治療をしている方が1人や2人はいらっしゃるのではないでしょうか。

人工透析を続けることによる心理的、肉体的負担は小さなものではありません。しかし、この治療をおこなえば、普通の生活を営める可能性は高まります。会社勤めなど、社会復帰を果たしている方も少なくありません。

その一方で、寝たきりの方や認知症の高齢者に人工透析治療を導入するケースも数多く見られます。もちろんご本人やご家族が、透析治療によって命を延ばしたいと望むケースもあるでしょう。しかし、意思疎通の難しい高齢の患者さんが、自分では何をしているのかわからないまま、日々ベッドで長時間に及ぶ治療を受けているのを見ていると、複雑な気持ちになってしまいます。

とりわけ考えさせられるのは、重度の認知症患者さんです。治療中に安静を保つのが難しく、針を刺すのをこばんだり、勝手に針を抜いてしまうことも少なくありません。そのためベッドに身体を固定したり、家族や介護職員の方が常時付き添って見守る必要があるのです。そうした治療の現場に立ち会うたび「これは患者さんが本当に望んだ人生なのだろうか。意味のある治療といえるのだろうか」という疑問がわいてきます。

透析治療も人工呼吸器や胃ろうと同じく、中断は基本的に死を意味します。一度導入した延命治療を止めるのは、家族にも、医者、介護関係者にも大きな責任を負わせることになるのです。自分はどうしたいのかをあらかじめ考え、意思を示し、周囲の人たちと共有しておくことで、そうした負担は軽くすることができます。

輸血には、救命治療と延命治療の両方の側面があります。

事故によるケガ、手術中の出血を補うためにおこなわれる輸血は、救命治療といえるでしょう。

これとは別に、延命治療として輸血がおこなわれることがあります。

代表的なものは、がんに伴う貧血などです。がんが骨に転移して造血機能が失われているケースをはじめ、終末期のがん患者さんに起こりやすい症状で、生命維持処置として輸血がおこなわれます。

これも議論になることの多い延命治療の1つです。意思を示しておくことができればベストです。

緩和ケアについて

最後に、緩和ケアについても解説しておきます。

緩和ケアは、ここまで説明した延命治療とは成り立ちの違う、かなり異質な治療です。

WHOは緩和ケアを2002年に次のように定義しました。

「緩和ケアとは、生命を脅かす疾患による問題に直面している患者とその家族に対して、疾患の早期より痛み、身体的問題、心理社会的問題、スピリチュアルな問題に関してきちんとした評価をおこない、それが障害とならないように予防したり対処したりすることで、クオリティー・オブ・ライフ（QOL）を改善するためのアプローチである」（公益財団法人 日本ホスピス・緩和ケア研究振興財団HPより）。

この定義の対象が患者の家族も含んでいること、がんに限らないこと、さらに終末期ではなく「疾患の早期より」とあることに驚いた方もいらっしゃるかもしれません。日本で緩和ケアといえば、末期がんのホスピス〈ターミナル〈終末期〉ケアをおこなう施設〉のイメージが強いからです。実際、日本にある緩和ケア外来や専門病棟の多くは、がん専門病院などの一部の医療機関に限られています。緩和ケア＝治療をあきらめた末期がん患者さんの苦痛を和らげること、と思うのも無理はありません。

しかし、本来あるべき緩和ケアは、ＷＨＯの定めるようにもっと広いものだと考えるべきです。

日本における緩和ケアは、がん治療の一部として導入されたという経緯があります。今でも、基本的には末期にあるがん患者さんと、ＡＩＤＳ（後天性免疫不全症候群）を発症している患者さんが対象です。

しかし２０１２年に政府が出した「がん対策推進基本計画」で、重点的に取り組むべき課題として「がんと診断されたときからの緩和ケアの推進」が取り上げられたことをきっかけとして、がん患者とその家族が、終末期だけでなく、がんと診断された時点から治療と同時に緩和ケアを受けるという動きが広がり始めています。

がんという病気には、病気自体の症状に加え、さまざまな痛み、倦怠感などの身体的苦痛、不安、悲しみといった心理的な苦痛があることが知られています。治療（外科手術、抗がん剤治療、放射線治療）に伴う苦痛も大きなものです。そのうえ、家族の精神的負担もあります。がん治療と併行し、できるだけ早い段階から、患者さんと家族の苦痛を取り除くという方針は、ＷＨＯの定義するあるべき姿に近づいているといえるでしょう。

緩和ケアは、延命治療の１つというより、治療時のＱＯＬを高め、結果的に延命につながったり、ＱＯＤを高く保って最期を迎えることを目指す治療なのです。

緩和ケアでもっとも重視されるのは、痛みを取り除くことです。

日本では、抗がん剤を積極的に投与する一方、その痛みを軽減するオピオイド（医療用麻薬）の使用には慎重です。ＷＨＯは「痛みに対応しない医者は倫理的に許されない」としており、強い痛みがある状態でオピオイドを適切に使用すれば中毒にはならないこともわかっているのですが、麻薬中毒のイメージが強いせいか、まだあまり積極的とはいえません。緩和ケアを希望する際には、この点についても話し合うのが良いでしょう。

専門的な緩和ケアでは、さらに精神的な苦痛や虚脱感、食欲不振、吐き気、排尿不良、といった不調、家族の心の問題についても、専門家と話し合いながらさまざまなケアを受けることが可能です。日本はまだ発展途上ですが、自分の意思を周囲にきちんと伝え、できるだけ満足のいく選択ができるようにするのがベストです。

最近、こんな相談がありました。

90歳を超えた認知症患者さんで、食事を誤嚥してしまうので、経鼻栄養を余儀なくされたというケースです。認知症の症状ですぐに自分で管を抜いてしまうため、意識を落とし、四肢を抑制しての栄養摂取になっており、家族が「見ていられない」といいます。胃ろうにすれば、こうした患者さんを預かってくれる施設はあります。しかし、このご家族は「この状態で延命することが本人にとって幸せとは思えない。自然に逝くように預かってくれる施設はないものか」と願っていたのです。

がんではないので、日本の緩和ケア施設はまず預かってはくれないのが現状でしょう。しかしながら、こういった消極的安楽死を扱えるような緩和ケアも今後は必要になるのではないでしょうか。団塊の世代が後期高齢者になる2025年問題を抱えた日本で、この議論は急務だとわたしは考えます。

第4章

死に方を決めよう

最期を迎えたい場所は自宅、それとも病院？

人生の最期を考えるとき、よく話題にのぼるテーマはその瞬間を迎える場所です。

２０１９年版の内閣府「高齢社会白書」によると、60歳以上の人に「万一治る見込みがない病気になった場合、最期を迎えたい場所はどこか」を聞いた結果は、およそ半数の51・０％が「自宅」で、いちばん多い回答でした。２番めは「病院・介護療養型医療施設」で31・４％です。「畳の上で死ぬ」という慣用句が穏やかな死を意味するように、住み慣れた我が家で最期を迎えたいと願う日本人は依然として多いことがわかります。

しかし、現実に自宅で最期を迎える人は全体の１割程度に過ぎません。およそ８割の方は病院で最期を迎えているのが日本の現状です。序章でも述べたように、かつてはほとんどの人が自宅で亡くなっていたのですが、高度成長期以降、急速に病院にその場を移すようになりました。

多くの日本人が最期を迎えている場所について、ざっと解説してみましょう。

完治が見込めない病気の場合に迎えたい最期の場所（択一回答）
（性別、性・年齢別、未既婚別）

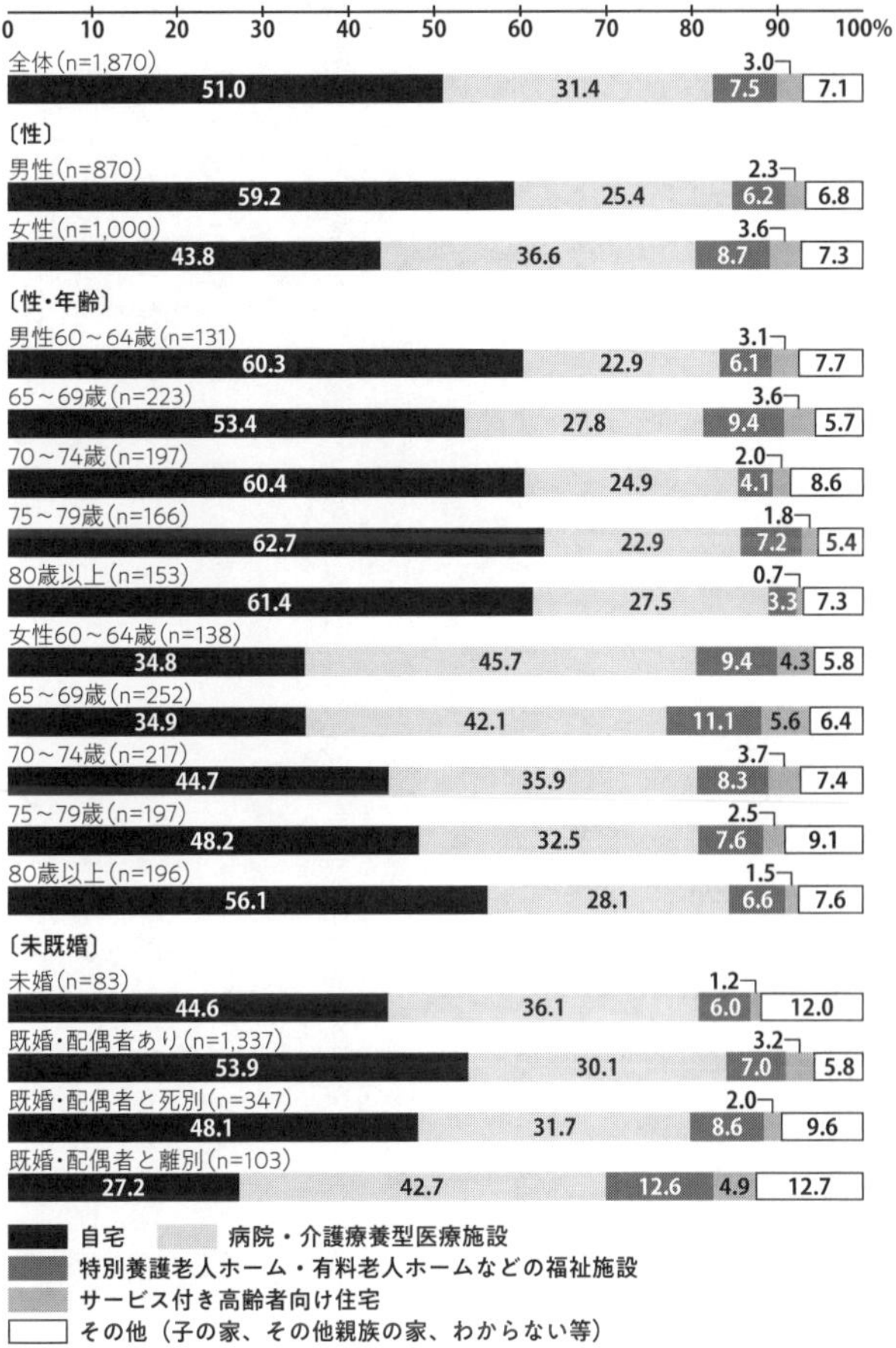

出典：内閣府『令和元年版高齢社会白書』「高齢者の生活に関する意識」のグラフを参照して作成

病院のメリットは、医者や看護師といった医療の専門家が常駐している点でしょう。病状が急変しても、迅速に対処してもらえるという安心感があります。デメリットは、最期の瞬間に家族が立ち会えない可能性があることです。また、延命治療などの対応が医者任せになりやすい、ともいえるでしょう。

近年増加しているのは、看取り介護をおこなう施設で最期を迎えるケースです。専門のスタッフからサポートやケアを受けられるのが最大のメリットだといえます。臨終時の延命処置について柔軟に相談できる施設も増えているようです。デメリットとしては、施設選びが難しいことや、スタッフにできる医療行為には限りがあること、また、自宅のように自由に行動できるわけではないことなどが挙げられます。

ホスピスのメリットは、やはり充実した緩和ケアを受けられるところでしょう。積極的に治療をおこなうのが難しい病状にある場合、自分や家族の身体的、精神的苦痛をできるだけ取り除くことは、穏やかに過ごすうえでとても重要です。自宅への外泊も病状によって可能となります。デメリットは、日本ではほとんどの施設で、入所できるのががんまたはＡＩＤＳ患者で末期状態の人に限られているところです。また延命治療を積極的に受けたいと希望する方には向きません。

自宅で最期を迎える方法

約半数の方が自宅での最期を望んでいるのに、そうできない理由は、やはり医療面での不安、家族の負担、金銭面での負担、住宅事情などが考えられます。

しかし、それでも、自宅で死を迎えたいと願う方はいらっしゃるでしょう。

もし入院している場合は、その意思を主治医に伝えるところから始めるのが基本です。ソーシャルワーカーが、自宅への往診を請け負ってくれる病院を探してくれます。往診の医者と看護ステーションが決まれば、在宅医療を実施するための準備が始まります。相談できる医療機関がないときは、自宅近くにある地域包括支援センターを利用するのもいいでしょう。現在、日本では、高齢者が要介護になっても住み慣れた地域で過ごし続けるために必要なサービス（住まい、介護、医療、予防、生活支援など）を、地域で提供する「地域包括ケアシステム」という仕組みの整備を、国を挙げて進めています。地域包括支援センターはその中核となる拠点として、自治体などによって設置されている機関です。

各センターには、保健師、社会福祉士、主任ケアマネジャーの3つの専門職、またはこれらに準じる人が必ず配置されていますから、あなたの希望を伝えれば、課題解決に協力してくれます。

家族のいないひとり暮らしでの在宅医療、看取りも不可能ではありません。

この場合もまずは主治医か地域包括支援センターに相談するところから始まります。

とくにがんの終末期の患者さんについては、緩和ケア病棟から最期は自宅に戻られるというケースが少なくありません。がんの看取りで重要となる痛みのコントロールについても、患者さん自身がオピオイド（医療麻薬）を自己管理できるＰＣＡ（自己調節鎮痛法）ポンプが普及したことで、以前よりもハードルは低くなっています。

ただし、介護・医療保険内で可能な往診や訪問看護、訪問介護だけでなく、家政婦さんや介護ヘルパーにも常に来てもらう必要がある場合は、それなりのお金が必要になってしまいます。

もし、ひとり暮らしの自宅での最期にこだわるのなら、元気なうちから、サポートしてくれる親戚や知人、ご近所の方々と話し合いをしておくのが大事でしょう。


序章でお話ししたように、現在の日本では健康寿命と平均寿命の差がますます広がっています。これは、医療機器や周囲の助けを必要とする期間が長くなることを意味します。その結果が、死を目前にして「家族や周囲への迷惑」を気にし、自宅で最期を迎えられない人の増加という現状を生んでいるといえるでしょう。

本書で解説してきた、自分の死と向き合うこと（第1章）、病院に頼らずセルフケアで健康寿命を延ばすこと（第2章）、延命治療に関する意思表示（第3章）について考え、心がけることは、自宅での最期を実現する道でもあるのです。

臓器提供、病理解剖、献体の意思表示

ここまでは最期の瞬間を迎えるまでの話でした。

ここから先はあなたが死んだあとについてです。自分が亡くなったあと、身体をどうして欲しいのかを考えてみましょう。この「意思」をきちんと記しておけば、死後「遺志」として実行されることになります。

死んだあとの肉体に意味はないと考える方もいらっしゃるでしょう。それも1つの考え方ですし、臓器提供や病理解剖、献体といった形で、病気に苦しむ他の患者さんや未来の医学に役立てる方法も存在します。その貢献する様子を自分で確認することはもちろんできません。しかし自分のいなくなった世界のことを考え、備えておくことは、最期の瞬間をより悔いのない、満足のいくものにするはずです。

臓器提供は、重い病気や事故などで臓器の機能が低下した患者さん（レシピエント）

に移植するための健康な臓器を提供することです。脳死、あるいは心臓が停止した死後、可能となります。

２０１０年に施行された「改正臓器移植法」により、本人が書面で臓器提供の意思表示をしている場合に加え、本人の意思が不明な場合でも家族の承諾があれば、臓器提供をおこなえるようになりました。この改正によって、脳死下の15歳未満の子どもからの臓器提供も可能になっています。現在、日本で提供可能な臓器は次の通りです。

脳死の場合＝心臓・肺・肝臓・腎臓・膵臓・小腸・眼球
心臓死（心停止）の場合＝腎臓・膵臓・眼球

これを見ればおわかりの通り、脳死のほうが、提供できる臓器は多くなります。

脳死は脳のすべての機能が失われた状態で、脳死が判定された状態から回復する可能性はありません。薬剤や人工呼吸器をつかうことでしばらくのあいだ心臓を動かし続けることはできますが、やがて停止します。

しかし、これは通常の死（心停止）とは異なる基準であり、脳死した方の身体にはまだぬくもりが残っています。この段階で遺族や医者が困惑することなく別れを告げるためには、やはり生前の意思表示があったほうが確実です。

臓器提供の意思表示は、健康保険証、運転免許証、マイナンバーカード、臓器提供意思表示カード（ドナーカード）、インターネットの意思登録サイトなどでおこなうことができます（参考：公益社団法人日本臓器移植ネットワーク　https://www.jotnw.or.jp/）。

公益社団法人日本臓器移植ネットワークによれば、日本で臓器の移植を希望して待機している方はおよそ1万4０００人。実際に移植を受けられた方は、２０１９年で５００人弱です。

病理解剖は、病院で亡くなったときに、正確な死因、病気の状態や治療の効果などを検証する目的でおこなわれる解剖です。医師法では、死因が明確な場合の病死と老衰以外はすべて「異状死」とされ、24時間以内に所轄警察署に届け出る義務があります。診療中の病気の経過や死因について、臨床的に説明がつかない場合、あるいは病理解剖以外の方法では確実な説明がつかない場合などには、ＣＴによる画像診断だけでなく、病理解剖をおこなって死因を確定することが望ましいと考えられています。

また、亡くなる前の診断や治療が実際にどういう効果を出していたかを検証しておくことは、今後の治療と医療に大いに役立つことでもあります。

病理解剖には、遺族の承諾が必要です。しかし、遺体を扱うことへの抵抗感から、拒否されてしまうケースが少なくありません。遺族を悩ませないために、同じ病気で苦しむ患者さんや医学の未来のためにも、希望される場合は、生前に意思を示しておくことをお勧めします。

献体は、大学の医学部や歯学部での解剖学実習や研究のために、遺体を提供することです。

お通夜や葬儀はできますが、献体された遺体は1〜2年は遺族の元へ戻りません。解剖実習を経て、大学で火葬された状態で戻ってくることになります。ちなみに臓器移植や病理解剖の遺体は実施後、すぐ遺族の元に戻ります。

献体は医学・歯学の研究、将来を担う学生の実習に欠かせません。ただし、生前に意思表示をし、大学や関連団体に献体登録をしていても、死後、遺族全員の同意が必要となります。もし希望される場合は、家族と十分話し合い、納得してもらうようにしてください。

自分の葬儀を演出する

死について考える仕上げは、自分の葬式と埋葬です。

日本のお葬式は仏式が多く、信仰に応じて神道、キリスト教などの宗教による形式があります。最近では、密葬や家族葬といった形式も増えているようです。中には生前葬をおこなう方もいらっしゃいます。

埋葬方法についても、従来はお墓や納骨堂に遺骨を納めるのが一般的でしたが、最近では女優の市原悦子さんの樹木葬（墓石の代わりに樹木を墓標とするお墓）や、海に遺灰をまく海洋散骨といった「自然葬」も注目を集めています。

どのような形式を選ぶ場合でも、大切なのは、生前に自分の希望をできるだけ明確に家族に伝えておくことです。葬儀や埋葬を実際におこなうのは自分ではなく、残された家族や親族です。希望がはっきりわからなければ、故人となったあなたを悼む気持ちから「本当に喜んでくれているのだろうか」「もっと盛大にしてあげたほうがいいのではないか」と迷うことになります。

そうした負担を軽くするためにも、あなたの希望する葬儀の形や埋葬について話し合っておいてください。実際に調べ、葬儀社や寺院などに事前に相談しておくことができれば確実でしょう。故人名義の預貯金は家族であっても一定期間引き出せなくなるので、葬儀費用について具体的な金額がわかれば、必要なお金を用意しておくのも良いでしょう。そこまでできれば、家族も「本人の希望を叶えてあげられた」と安心することができるはずです。

わたしが患者さんによく提案するのは、葬式の演出を考えることです。

ちなみに、わたし自身は自分の葬式で、あらかじめ録画したＤＶＤを上映するつもりです。

「とても良い人生だったので、悔いはありません。みなさんありがとう。うまい酒を用意しているので、ゆっくり飲んでいってください。じゃあわたしは先に逝っているので、また会いましょう！」

といったメッセージを元気なうちに撮影して斎場で流してもらうのです。出席した方が楽しめるようなＢＧＭも用意したいなと思っています。テレビドラマにもなった『さらば茨戸の湖よ―石狩川惜春譜』（講談社）は、21歳で骨肉腫に冒され亡くなったわたしの大学の先輩のことを綴ったノンフィクションです。この方は自分の葬式に、大好きだったビートルズの『レット・イット・ビー』を流すように頼んでおり、ドラマでも印象的なエピソードとして取り上げられました。

また２０１６年に亡くなった永六輔さんは「自分の葬式には呼んで欲しくない人リスト」をつくっていたそうです。こんなことを考えるのも楽しいでしょう。

わたしの提案を面白がってくださる患者さんはたくさんおられます。

ある末期がんの方は、さっそく張り切って『まだ見ぬ孫へ』というタイトルのＤＶＤをつくりました。ところが、その後もお元気で「生きているうちに、生まれちゃったんですよ」と笑っておられました。

肺がんで余命３カ月と宣告されていた患者さんも、お孫さんが20歳になったときに伝えたいメッセージを録画したお祝いＤＶＤをつくったのですが、転移があったにもかかわらず、その後２年以上生きられました。「このまま孫が20歳になったらどうしよう」と笑っていたものです。

こうした例は他にもたくさんあります。

わたしは、自分の葬式を前向きに考えることで、死を受け入れる心の準備ができるのではないか、と考えています。死を怖れることから解き放たれると、逆に長生きする傾向があると思えてならないのです。

エンディング・ビレッジ構想について

最後に、わたしが理想とする人生のエンディングについてお話しします。

みなさんは「姥捨《うばす》て」をご存知でしょうか。深沢七郎さんの小説『楢山節考』（新潮社）で知られるようになった日本の古い風習です。棄老伝説ともいわれ、口減らしなどの理由で年老いた親を子どもが山に捨てるという、貧しい時代の悲しいエピソードというイメージだと思います。

岩手県遠野市山口に、デンデラ野と呼ばれる、姥捨ての言い伝えが残る土地がありま す。実際に現地で解説を聞き、わたしは驚きました。そこは親が捨てられる、悲しい場所ではなかったからです。

この地に暮らしていた老人たちは、捨てられたわけではありませんでした。子どもが立派に独り立ちしたのを見届けると「生きる義務は果たした」と考え、自主的にここへ連れてきてもらったのです。彼らは、里にいる子どもたちの幸せを思いながら自給自足の共同生活を営んでいました。ときには山里へ下り、農作業を手伝って食糧を得ることもあったそうです。老人たちは寄り添うように暮らしながら、静かにお互いを看取り合ったといいます。岩手の姥捨ては、とても温かく、愛にあふれたものだったのです。

現代にも、こうした愛のあふれる最期の場所があれば理想的ではないでしょうか。いわば姥捨山の現代版「エンディング・ビレッジ」の実現が、今のわたしの夢です。

エンディング・ビレッジは、子育てや事業といった人生における義務を終えた人たちが暮らす場所です。自給自足を基本に、お互いの幸せと人生の目的のために助け合いながら、満足できる人生を生き、お互いに看取り合いながら最期を迎えます。通常の介護施設のような完全サポート体制ではなく、自分たちでできることは極力自分たちでやり、外部のサポートは最低限にするのが目標です。

エンディング・ビレッジには医療や看護、介護の教育施設も併設されます。医学生などを中心に、人生経験豊富な高齢者の知恵を学びながら、彼らをサポートし、ＱＯＤとは何かを学びます。重度の病気を抱える方々のために、西洋医学だけでなく、統合医療や緩和ケアについても学べるのが理想でしょう。この場所は、患者さんを全人的に治療する「自然医療」が実現できる場になると考えています。

地域との関わりも大切です。エンディング・ビレッジで自給自足を目指して営んでいる農業の体験会や、農作物のショップ、レストランの経営、イベントなどを通じて地域に貢献し、同時に収益はエンディング・ビレッジの運営費用にあてます。少子高齢化がますます進む今後、支援する一般企業にもこの仕組みは大いにメリットがあるはずです。

まだ構想段階ではありますが、この現代の姥捨山を、死に向かう高齢者が選択できる新しい道の1つに位置づけたいと思っています。エンディング・ビレッジで最期の瞬間を迎え、お互いを看取り合う人たちのことをわたしは「生師《いし》」と名づけました。生きることを応援する存在です。

QODを考えることは、人生を豊かにし、QOLを上げることとです。

死は、すべての人に課せられた最後の義務といってもいいでしょう。

あなたやあなたの大切な方が、笑顔でその瞬間を迎えることを願ってやみません。

ENDING VILLAGE

～人生に寄り添う《生師《いし》》を育てる～

豊かで満たされた《死》のための相互支援社会

〈背景〉

ますます少子高齢化に向かっていく、これからの日本において、
今後は《QOL（クオリティ・オブ・ライフ）》よりも
《QOD（クオリティ・オブ・デス）》が火急の課題として求められている。
いかに豊かで満たされた死を迎えるのか、
今後は《死》の質の向上がますます求められている。

〈目的〉

ENDING VILLAGE に暮らす人生の師《生師《いし》》に学ぶことで、
患者に寄り添うことのできる《生師《いし》》を育てる。

地域との関わり

- ENDING VILLAGE での農業体験や《生師《いし》》との対話により、患者力を身につけて《QOD》を学ぶ
- 自然レストラン、ショップ、イベントなどを通して、地域を活性化する
- 地域の健康を ENDING VILLAGE と自然医療大学院の《生師《いし》》が支える

↕ 相互支援

ENDING VILLAGEとは

相互支援により、趣味を活かしながら、商売もできる自給自足村
見送る側から見送られる側へ、豊かにお互いを支え合う、持続可能な村

↕ 相互支援

自然医療大学院

- 患者と、ともに考え、ともに生きる《生師《いし》》を育てる、日本初の統合医療高等教育機関
- これまでの西洋医学のみならず、ホメオパシー、サプリ、アロマテラピー、伝統医療、食事療法など、幅広く補完医療も学ぶ
- ENDING VILLAGE で《QOD》とは何かを学ぶ

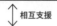

おわりに

2020年、新型コロナウイルス感染症で多くの医療機関が大赤字に悲鳴を上げています。わたしがかつて所属していた東京女子医科大学病院では一時、夏のボーナスゼロを発表し、大騒ぎになりました。

治療法のない新型ウイルスは今後も出現する可能性があります。もしそうなれば、また同様のことが起こり得るといえるでしょう。近い将来、医者になっても生活の安定が保障されない時代が来るかもしれません。

今から4年前の2016年、東京大学医科学研究所に白血病で入院していた女性患者さんが治療中に敗血症の危機に陥りました。この状況を救ったのは人工知能（AI）です。米IBM社が開発したAI「ワトソン」が、たった10分ほどで正確な病名を見抜き、適切な治療法を助言したことで、この患者さんは見事に回復しました。AIのワトソン君は10分で約2000万件の論文を検索、約1500万件の薬剤情報も学習しているという驚異的な能力の持ち主だといいます。もし医者1人なら一生かかっても読み切れない分量の論文を、あっという間に検索して、正確な診断を下してしまうわけです。ワトソン君がいなければ、この患者さんは敗血症で死亡したかもしれませんから、医学の領域でも、東京大学という知性にＡＩが勝利したといっても過言ではないでしょう。

現在、医学の主流は、根拠に基づく医療（ＥＢＭ＝Evidence-Based Medicine）だとされています。根拠（エビデンス）を集めて解析し、もっとも有効な方法を導き出す医療という意味ですが、こうした医療は今後、どんどんＡＩが導入されていくことになるでしょう。ＥＢＭを推し進める以上、医者の需要も減少していくことが避けられないかもしれません。

しかしＡＩも万能ではありません。人間が当たり前に知っている常識や、文章に書かれていないことを読み解き、推測することはまだまだ不得手です。少なくとも現時点では、人間の心や魂を理解することはできません。

たとえばＡＩが「こちらのほうが有効性が高い」と導き出した治療を患者さんが選ば

なかった場合、ＡＩにはおそらく対処ができません。人間の医者による医療のあり方を再考する必要性が出てくる日も遠くないでしょう。

わたしのクリニックではご自身以外のご相談も受け付けています。以前、アルツハイマー病（アルツハイマー型認知症）のご母堂のことで相談を受けたことがありました。アルツハイマー病の平均余命は発症してから約９年といわれています。その方もインターネットの検索で10年程度と信じ、ご母堂を高額な費用の施設にお願いしたそうです。ところが10年経ってもお元気で、「アルツハイマー病は10年程度の寿命と思って無理して全面的に世話をしてくれる施設に入れたんですが、金銭的な余裕がなくなり、あと1年程度しかその施設にお願いしておくことができなくなってしまったんです。もうお金が底をついてしまいますし、家に引き取る余裕もありません。まさかこれほど長く生きるとは思っていなかったので……。何とかならないものでしょうか」と質問されました。「もしかしてお母様の死を願ってらっしゃるんでしょうか」と思わず尋ねると、「情けない話です」と下を向かれました。親を長生きさせないようにするにはどうしたらよいかというご相談で、正直驚きました。「医者は命を救うのが仕事で、命を奪うことは決してできません」と申し上げたところ、「もちろんです。ただ、どうしたらよいかわからなくなってしまって……」とやはり口ごもってしまいました。結局はケースワーカーにご相談くださいと申し上げるしかありませんでした。

また、2009年4月、歌手の清水由貴子さんが父親の墓前で、車いすの母親を残して、硫化水素を吸って自死するという事件がありました。糖尿病、腎臓病、認知症を患っていた母の介護からうつ状態になってしまったためです。

いずれも認知症のために、もはや自身の正確な意思を伝えることができず、ご家族が悩み抜いてしまったケースです。

このようなケースは決して、他人事ではありません。高齢化の加速する社会において、今後増加する可能性はかなり高いといえるでしょう。自分自身の死に対する覚悟を、意思が表明できるうちに明確に示しておくことは、子どもや家族に重圧を与えないことになるのではないでしょうか。

死の覚悟とは、自死してもいいという意味ではありません。

あくまで自然死を妨げないよう、自分の意思を事前に子どもなどに示しておくことです。

今年（2020年）の夏、絶頂期にある人気俳優の三浦春馬さんが自死しました。どんな葛藤があったのでしょう。わたしも子役をしていた時代があり「やめたい、やめたい」と親にいっていましたので、他人事のような気がしません。幸いわたしの場合は、親の「主役をとるまで」という条件を満たし、やめることができました。

ALS（筋萎縮性側索硬化症）の患者さんへの嘱託殺人の容疑で医者が逮捕されるというニュースもありました。これも自死に相当するかもしれませんが、他人に委ねた自死です。

終末期医療で医者が送検された事件は1990年以降7件（1991年東海大病院事件、1996年国保京北病院事件、2002年川崎協同病院事件、2003年関西電力病院事件、2004年羽幌病院事件、2006年射水市民病院事件、2007年和歌山県立医大病院事件）があり、そのうち有罪判決は2件（1991年と2002年）です。

これらは塩化カリウムや筋弛緩薬の投与、あるいは人工呼吸器外しによるものですが、人工呼吸器を外した事件はほぼ不起訴になっており、薬物投与によるものが有罪となっています。詳しい判決内容までは存じませんが、おそらくご家族のご意向を実践したもので、ご本人の意思を遂行したものではないと思われます。

今回のＡＬＳの件はまだご本人のご希望かどうか定かではありませんが、（日本では違法の）安楽死に至らしめたことは事実のようです。

１９９１年の事件の判決（１９９５年３月28日）の際「医師による積極的安楽死の４要件」が提示されました。

（１）耐え難い肉体的苦痛がある
（２）死が避けられず、その死期が迫っている
（３）肉体的苦痛を除去・緩和するために方法を尽くし、他に代替手段がない
（４）生命の短縮を承諾する患者の明示の意思表示がある

この４つです。

今回のケースでは、たとえ（1）（2）（4）が当てはまったとしても（3）だけは当てはまりません。肉体的苦痛を取る方法があるからです。手術などで全身麻酔中に苦痛などを感じた方はおりませんので、意思の疎通は不可能になりますが、眠らせるという手段をつかえば苦痛の管理はできるはずです。すなわち上記の4要件を満たすことは基本的にできないわけで、やはり医者による安楽死は現時点では認められない、ということになると考えられます。

国や州によっては安楽死を認めているところもあります。末期がんの患者さんがご自身で希望してスイスで安楽死されたNHKの番組では、医者が死に至らしめる薬物を投与する瞬間が放映されました。本書でも少し触れましたが、もし日本で安楽死が法律上認められたとしても、積極的安楽死をさせる行為はわたしには到底できないと感じました。

肺カルチノイドで亡くなった流通ジャーナリストの金子哲雄さんが著書の中で、「正直、自殺したい。でも、もう、それもできない」と語っていました。寄り添っていた浄土宗心光院の戸松義晴住職のお話で「日本では医者にしか死亡判定はできないのですから、医者は人間的にも優れていなければなりません」という言葉を聞き、とても耳が痛かったのを覚えています。

死は人間が最後に果たさなければならない義務です。悔いを最小限に、かつ残す方々に迷惑をかけないよう準備をしたいと思います。

さらに、医者であるわたしには死を確認・判定する権利が与えられています。改めて襟を正して、もっともっと人間的に成長することを目指す所存です。

２０２０年８月

川嶋　朗

リビング・ウィル

―― 終末期の医療・ケア、そして死後についての私の意思 ――

人生の終末期における延命治療や、死後の措置について、自分の意思を
確認しておきましょう。コピーをとって記入し、保管しておいてください。
ご家族や親しい人と確認し合い、定期的に見直しましょう。

〔医療・ケアに関して〕

① 心機能維持・蘇生のための延命治療

強心剤 □希望する □希望しない
心臓の機能が弱まったときに、心臓の収縮を強める。

昇圧剤 □希望する □希望しない
心臓の機能が弱まり、急激に低下した血圧を上昇させる。

補助循環装置 □希望する □希望しない
心不全に陥った場合、人工心臓などで心臓の機能を維持する。

ペースメーカー □希望する □希望しない
心機能が低下したときに心臓の拍動を促す。

AED（自動体外式除細動器） □希望する □希望しない
電気ショックを与えて心臓の拍動を促す。

心臓マッサージ □希望する □希望しない
心肺停止となったとき、心臓の圧迫を繰り返し、全身に血液を送る。

② 呼吸の延命治療

酸素吸入 □希望する □希望しない
自発呼吸はできるが弱い場合、酸素マスクや鼻から管を入れて酸素を補う。

気管切開 □希望する □希望しない
継続的な自発呼吸が困難な場合、気管を切開し、管を入れ気道を確保する。

気管内挿管 □希望する □希望しない
自発呼吸ができない場合、口または鼻から管を入れて気道を確保する。

人工呼吸器 □希望する □希望しない
呼吸不全となった場合、気管切開のうえ、機器を装着する。

③栄養・水分補給の延命治療

末梢静脈栄養 □希望する □希望しない

口から食べられない場合、腕や足の静脈から点滴で
栄養・水分を補給する。一時的な処置。

中心静脈栄養 □希望する □希望しない

首や鎖骨の下、太もものつけ根などの太い静脈からカテーテルを入れ、
高濃度の輸液を送る。長期間おこなうことができる。

経鼻栄養 □希望する □希望しない

鼻から管を入れて、胃に直接流動食を送る。

胃ろう □希望する □希望しない

内視鏡手術で胃に穴をあけ、管を通して栄養を送る。

④その他の処置

輸血 □希望する □希望しない

貧血が生じた場合、血液を補給することで生命を維持する。

人工透析 □希望する □希望しない

腎機能が低下した場合、人工腎臓によって血液を浄化する。

緩和ケア □希望する □希望しない

身体的な痛みや苦痛を和らげる。

積極的な痛みの緩和 □希望する □希望しない

呼吸抑制を伴う可能性がある場合でも、
鎮痛剤や鎮静剤を使用して痛みを取り除く。

抗生物質 □希望する □希望しない

肺炎などの感染症に対して抗生物質を投与して治療する。

自宅で意識不明になった際の救急車 □希望する □希望しない

救急隊員による救命処置をおこない、病院に搬送する。

〔死に際して〕

① 最期のときを過ごしたい場所

□自宅　□病院　□療養型施設
□その他（　　　　　　　　　　　　　　　　　　　　　　　　）
□親族（代理人）に任せる

② 死後の措置

病理解剖　　□希望する　□希望しない
正確な死因や治療効果を知る目的で解剖する。遺族の承諾が必要。

臓器提供　　□希望する　□希望しない
脳死や心臓死の場合に臓器を提供する。
脳死では、心臓・肺・肝臓・腎臓・膵臓・小腸・眼球が提供可能。

臓器提供意思表示カード
□あり（保管場所　　　　　　　　　　　　）　□なし

臓器提供意思表示欄への記入
□健康保険証　□運転免許証　□マイナンバーカード　□記入なし

献体　　□希望する　□希望しない
遺体を大学医学部での解剖実習・研究のために提供する。
遺族全員の承諾が必要。

□登録済み（登録先　　　　　　　　　　　　　　　　）
（登録証保管場所　　　　　　　　　　　　　　　　）
□未登録

③ 葬儀の希望

□一般的な葬儀　□家族葬　□火葬のみ
□その他（　　　　　　　　　　　　　　　　　　　　　　　　）

④ お墓の希望

□決まったお墓がある（場所：　　　　　　　　　　　　　　　）
□墓不要
□その他（　　　　　　　　　　　　　　　　　　　　　　　　）

宣　言

私が高齢、もしくはケガや病気などにより自分で意思表示ができなくなったり、回復する見込みがないと判断されたとき、この表に基づいて処置をおこなっていただくことを希望します。この意思表明は、家族とも話し合い、私の意識が明瞭な状態でおこなわれたものです。

署　名

年　　月　　日

■本人氏名

印

■本人住所

■電話番号

親族（代理人）

■氏名

■住所

■緊急連絡先（電話番号）

この「リビング・ウィル」は、自己決定の意思表示ですが、記載された通りに延命医療が中止された場合の、医師に対する法的な免責保証はありません。

死に方改革

「死」に備えることで豊かに生きられる

2020年10月5日　初版発行

著者　川嶋　朗

川嶋　朗（かわしま・あきら）
1957年東京都生まれ。東京有明医療大学保健医療学部鍼灸学科教授、医学博士。北海道大学医学部卒業後、東京女子医科大学入局。ハーバード大学医学部マサチューセッツ総合病院、東京女子医科大学附属青山自然医療研究所クリニック所長などを経て2014年から現職。日本予防医学会理事。西洋医学、東洋医学、補完・代替医療などの垣根を越えた「統合医療」の視点から、QOL（人生の質）を尊重し、さらにはQOD（死の質）をも見据えた、患者目線での診療姿勢で知られる。『医者が教える 人が死ぬときに後悔する34のリスト』（アスコム）、『人生最期の日に笑顔でいるために今日できること』（イースト・プレス）、『「がん」も「うつ」も体温が低い』（河出書房新社）など著書多数。

発行者　佐藤俊彦
発行所　株式会社ワニ・プラス
〒150－8482
東京都渋谷区恵比寿4－4－9　えびす大黒ビル7F
電話　03－5449－2171（編集）

発売元　株式会社ワニブックス
〒150－8482
東京都渋谷区恵比寿4－4－9　えびす大黒ビル
電話　03－5449－2711（代表）

装丁　橘田浩志（アティック）、柏原宗績
編集協力　古田　靖
DTP　小田光美（オフィスメイプル）
印刷・製本所　大日本印刷株式会社

ISBN 978-4-8470-6169-1
ワニブックスHP　https://www.wani.co.jp